Carl-Auer

Roland Kachler

# Traumatische Verluste

Hypnosystemische
Beratung und Therapie
von traumatisierten
Trauernden
Ein Leitfaden für die Praxis

2021

Themenreihe »Hypnose und Hypnotherapie«
hrsg. von Bernhard Trenkle
Reihengestaltung: Uwe Göbel
Umschlaggestaltung: Heinrich Eiermann
Umschlagfoto: © www.peopleimages.com
Redaktion: Dr. Eva Dempewolf
Satz: Drißner-Design u. DTP, Meßstetten
Printed in Germany
Druck und Bindung: CPI books GmbH, Leck

MIX
Papier aus verantwortungsvollen Quellen
FSC® C083411
www.fsc.org

CPI klimaneutral
Mehr Bäume.Weniger $CO_2$

Erste Auflage, 2021
ISBN 978-3-8497-0376-9 (Printausgabe)
ISBN 978-3-8497-8265-8 (ePUB)


Bibliografische Information der Deutschen Nationalbibliothek:
Die Deutsche Nationalbibliothek verzeichnet diese Publikation
in der Deutschen Nationalbibliografie; detaillierte bibliografische
Daten sind im Internet über http://dnb.d-nb.de abrufbar.

Informationen zu unserem gesamten Programm, unseren Autoren
und zum Verlag finden Sie unter: **https://www.carl-auer.de/**
Wenn Sie Interesse an unseren monatlichen Nachrichten haben,
können Sie dort auch den Newsletter abonnieren.

Carl-Auer Verlag GmbH
Vangerowstraße 14 • 69115 Heidelberg
Tel. +49 6221 6438-0 • Fax +49 6221 6438-22
info@carl-auer.de

# Inhalt

# Vorwort

**Achtzehn Jahre …**

… hat es gedauert, achtzehn lange Jahre, bis ich mich jetzt noch einmal dem Trauma des Todes meines Sohnes stelle, es noch einmal vor mir sehe, es noch einmal bewusst anschaue, es noch einmal reflektiere.

Das Schrecklichste, das geschehen konnte, ist an diesem Abend des 2. Oktober 2002 geschehen. Nie mehr werde ich dieses Datum, diesen Zeitpunkt vergessen – eingebrannt wie mit einem glühenden Stempeleisen in das Weiche meines Gehirns, hineinverschmolzen in die Gehirnzellen, ein Loch hineinbrennend.

Nie mehr werde ich vergessen, was damals geschehen ist, so sehr ich es gerne vergessen würde, wohl immer noch mit der Hoffnung, dass es nicht geschehen sei, nicht geschehen sei mit meinem Sohn, nicht mit meiner Frau, nicht mit meiner Tochter.

Diese eigene, ganz persönliche Erfahrung der Verlusttraumatisierung beim Unfalltod meines Sohnes ist der Hintergrund dieses Buches. Aber es ist nicht nur meine eigene traumatische Erfahrung, die mich bewegt, sondern vor allem auch die Traumatisierung, die mein Sohn bei seinem Unfall und durch seinen Tod erleben musste. Wenn ich daran denke, flammen mein Mitgefühl und meine Liebe zu ihm wieder in ganzer Intensität auf.

Aber darf man in einem wissenschaftlich fundierten Buch so subjektiv von der eigenen Erfahrung ausgehen? Eigentlich wohl nicht, geht es doch darum, objektiv und mit Distanz ein wichtiges Thema darzustellen und das therapeutische Vorgehen wissenschaftlich zu begründen.

Und doch ist es für mich nicht anders möglich: Ich muss und will von meiner eigenen Erfahrung ausgehen. Und das ist auch gut so. Denn vieles in diesem Buch ist nicht nur von mir erlebt, sondern jetzt mit dem Abstand und der Reflexion auch von innen her verstanden. Zudem kam inzwischen in diesen zurückliegenden achtzehn Jahren auch die traumatherapeutische Arbeit mit sehr vielen traumatisierten Trauernden mit unterschiedlichsten schwersten Verlustsituationen dazu. Und auch hier sind es nicht nur die Erfahrungen der Hinterbliebenen, sondern die Schicksale und Traumatisierungen der verstorbenen Menschen, die einfließen. Ich danke den Hinterbliebenen, die mich an ihren eigenen schmerzlichen Traumatisierungen teilhaben ließen und die mir von dem traumatischen Sterben ihres nahen Menschen erzählt haben. Ich danke ihnen, dass ich sie begleiten durfte und so den bipersonalen Prozess der Traumatisierung bei traumatischen Verlusten noch genauer und besser verstehen konnte. Ich konnte zunehmend lernen, was traumatisierte Trauernde, aber auch die Ego-States der Verstorbenen brauchen und was ihnen hilft. Ich konnte darüber diesen hier vorgestellten neuen Ansatz der Verlusttrauma-Therapie für schwer Trauernde und dafür wiederum viele neue Methoden entwickeln, die den Hinterbliebenen helfen, trotz ihrer schweren Traumatisierung und ihres intensiven Verlustschmerzes Wege in ein Leben zu finden, in dem es wieder Freude, Glück und neuen Sinn geben darf.

Und natürlich habe ich die wissenschaftlichen Erkenntnisse, insbesondere der Neurowissenschaft und Traumapsychologie, aber auch die Erfahrungen von Kolleginnen und Kollegen in der Arbeit mit der traumatisierten Trauer aufgegriffen und integriert.

So halten Sie ein Buch in den Händen, das ein in Deutschland bisher übersehenes, aber so wichtiges Thema in der Trauerpsychologie darstellt, das durch eigene schmerzliche Erfahrung und der von vielen anderen Hinterbliebenen und deren Verstorbenen geprägt ist und das schließlich Ihnen helfen will, traumatisierte Trauernde nahe und zugleich professionell zu begleiten. Möge dieses Buch in diesem Sinne seinen Dienst für viele erbringen – für die traumatisierten Hinterbliebenen und für Sie als Berater und Beraterinnen, als Psychotherapeutinnen und Psychotherapeuten, und nicht zuletzt für die Weiterentwicklung einer neuen, hilfreichen Trauma-Trauerpsychologie.

*Remseck bei Stuttgart*
*Roland Kachler*

# 1 Was sind traumatische Verluste?

**Fallbeispiel 1: Der sinnlose Tod eines Zweijährigen**

Bei dem zweijährigen Lars wird in der Kinderklinik routinemäßig eine zunächst komplikationslose Darmspiegelung durchgeführt. Die Mutter bleibt in der darauffolgenden Nacht bei ihrem Sohn in der Klinik. Sie bemerkt, dass es ihrem Sohn schlecht geht und dass er wohl Fieber hat. Sie informiert mehrmals die Pflegekräfte, die ihr aber versichern, dass alles in Ordnung sei. Als dann auf weiteres Drängen der Mutter die diensthabende Ärztin kommt, liegt der Junge schon leblos in seinem Bettchen und reagiert nicht mehr. Die Mutter steht wie erstarrt daneben und nimmt schon nicht mehr richtig wahr, wie nun die Ärztin die Notfallmaßnahmen in Gang setzt. Der Junge kommt auf die Intensivstation, während die Mutter und der inzwischen gerufene Vater draußen vor dem Krankenhaus voller Verzweiflung warten. Sie sehen, wie der Oberarzt und der Chefarzt in die Klinik hasten. Ihre Ohnmacht und ihr Entsetzen werden immer größer. Nach zwei Stunden werden sie zum Chefarzt gerufen, der ihnen den Tod ihres Sohnes mitteilt. Die Mutter bricht schreiend zusammen, wird erst medizinisch und dann von der Klinikseelsorge betreut. Der Vater ist voller Wut und informiert noch aus der Klinik die Polizei, die dann in die Klinik kommt und mit den ersten Befragungen beginnt. Bei der angeordneten Obduktion stellt sich heraus, dass bei der Darmspiegelung der Darm des Jungen durchstoßen wurde und er letztlich an einer Sepsis verstarb.

In diesem Beispiel zeigen sich die verschiedensten Aspekte eines schweren traumatischen Verlustes. Der plötzliche, völlig unerwartete Tod eines geliebten kleinen Kindes, das Miterleben seines Leidens, die Erfahrung einer eigenen überwältigenden Ohnmacht und die weiteren Situationen, von der Eröffnung der Todesnachricht bis zu Bestattung, sind massiv traumatisierend. Beide Eltern werden zu mir zur Trauerarbeit überwiesen. Doch es geht hier offensichtlich nicht nur um eine Trauerbegleitung, sondern auch um die Arbeit mit dem Trauma und seinen Folgen wie dem Schock, dem Betäubt- und Erstarrtsein und den immer wieder einbrechenden Schreckensbildern vom Tod des Jungen. Zugleich brechen immer wieder intensivste Verlustschmerz-Attacken durch, die sich im Schreien und in Weinanfällen besonders bei der Mutter zeigen. Und keinesfalls übersehen werden dürfen die intensiven Gefühle der Liebe der beiden Eltern zu ihrem Jungen, die Sehnsucht nach ihm und das Mitleiden mit ihm. Fragen insbesondere der Mutter nach dem Warum des Todes des Kindes, nach der eigenen Mitschuld, und das Erleben der Sinnlosigkeit, der Ungerechtigkeit und der Willkürlichkeit des Todes brechen immer wieder auf. Eine intensive, lange Verlusttrauma-Psychotherapie für den verstorbenen Jungen und für die Eltern beginnt. Für solche und andere traumatischen Verluste brauchen wir als Berater und Psychotherapeutinnen ein neues Verständnis der Traumatisierungs- und Trauerprozesse und natürlich viele konkrete Handlungsmöglichkeiten für die traumatisierten und trauernden Hinterbliebenen.

## 1.1 Eine andere Traumapsychologie und eine andere Trauerpsychologie

Viele Verluste werden von den Hinterbliebenen als traumatisierend erlebt. Wir sprechen dann von einem traumatisierenden oder traumatischen Verlust (Thompson, Cox a. Stevenson 2017; Carpenter a. Redcay 2019). Die damit verbundene Trauma- und Verlustreaktion bezeichnen wir als Verlusttrauma. Dieses ist mit einer massiven Traumareaktion verbunden, die einerseits den Reaktionen bei anderen Traumatisierungen gleicht, sich andererseits aber auch von diesen fundamental unterscheidet.

Deshalb brauchen wir ein neues traumapsychologisches Verständnis des Verlusttraumas. Die Psychotraumatologie eines Verlusttraumas muss ganz neu aufgestellt werden!

Dies wird häufig übersehen, sodass viele Trauerbegleitungen und -beratungen die Traumareaktion übergehen und versuchen, bei der Trauer einzusetzen. Nach einem traumatischen Verlust kommen die Betroffenen jedoch zuerst als Traumatisierte, die zugleich spüren, dass sie vom Trauma betroffene Trauernde sind, und erst später dann im eigentlichen Sinne zu Trauernden werden. Deshalb spreche ich in diesem Buch meist von Hinterbliebenen, weil diese Traumatisierte *und* Trauernde sind.

Ebenso sind die Trauerprozesse nach einem traumatischen Verlust ganz andere, weil sie von den Traumareaktionen massiv beeinflusst sind. Doch nicht nur die unmittelbare Verlust- und Trauerreaktion, sondern auch die Beziehung zum Verstorbenen[1] sieht nach einem Verlusttrauma anders aus. Nach meinem Verständnis ist die Beziehung zum Verstorbenen ein zentraler Teil jedes Trauerprozesses, der hypnosystemisch verstanden immer auch ein Beziehungsprozess ist. Die Grundlage dieses Buches ist der von mir entwickelte hypnosystemische Traueransatz, in dem die *innere Beziehung* zum Verstorbenen ein wesentlicher Teil eines Trauer- und (!) Beziehungsprozesses ist (Kachler 2017; 2018; 2019). Deshalb brauchen wir auch ein neues Trauerverständnis für die Trauer- und (!) Beziehungsreaktion in einem Verlusttrauma.

Wir können also sagen, dass das Trauma bei einem Verlust den Verlustschmerz und die Trauer massiv beeinflusst und dass umgekehrt der Verlust die Dynamik einer Traumatisierung verändert. Zugleich verändert die Traumatisierung im Verlust auch die innere Beziehung der Hinterbliebenen zum Verstorbenen nach dessen Tod.

> *Merke!*[2]
>
> *Die Traumatisierung bei einem schweren Verlust beeinflusst massiv die Trauer- und Beziehungsreaktion. Die Trauer- und Beziehungsreaktion gibt umgekehrt auch der Traumareaktion eine andere Dynamik.*

Ein Verlusttrauma setzt sich zusammen *erstens* aus dem Verlust eines nahen, geliebten und existenziell wichtigen Menschen, der deshalb als schwerer Verlust erlebt wird, *zweitens* aus einem die Hinterbliebenen und den Verstorbenen (!) verletzenden, überwältigenden und damit traumatisierenden Tod und *drittens* aus den traumatisierenden, situativen Kontexten für die Hinterbliebenen bei diesem Verlust. Schließlich umfasst das Verlusttrauma *viertens* eine komplex miteinander interagierende Trauma-, Trauer- und Beziehungsreaktion der Hinterbliebenen. Die Art der Trauer- und Beziehungsreaktion hängt neben den traumatisierenden Aspekten auch von der bisher gelebten Beziehung der Hinterbliebenen zu ihrem verstorbenen nahen Menschen ab. Die Intensität der Trauma- und Trauerreaktion wird zudem von der Bio-

---

1 Generell benutzte ich gleichrangig wechselnd die weibliche und männliche Form, also z. B. »der Therapeut« oder »die Therapeutin«. Bei dem Begriff »Verstorbener« habe ich aus Gründen der leichteren Lesbarkeit nur die männliche Form verwendet. Selbstverständlich sind damit immer auch weibliche Verstorbene gemeint.

2 Die Rubrik »*Merke!*« fasst die wesentlichen Inhalte jedes Abschnittes konzentriert und knapp zusammen.

grafie, den Ressourcen und verfügbaren Abwehrmechanismen der Hinterbliebenen beeinflusst. Trotz dieser individuellen Kriterien bei den Hinterbliebenen ist ein schweres Verlusttrauma wie alle Traumata gerade auch dadurch definiert, dass es von der Mehrzahl der Betroffenen als überwältigend, bedrohlich, vernichtend und katastrophal, mithin also als traumatisierend erlebt wird (Maercker 2013).

> *Merke!*
> *Ein Verlusttrauma umfasst den schweren Verlust eines geliebten Menschen, die Traumatisierung des Verstorbenen (!) und der Hinterbliebenen, die erlebten traumatisierenden Verlustsituationen und die sich gegenseitig beeinflussenden Trauma-, Trauer- und Beziehungsreaktionen der Hinterbliebenen.*

## 1.2 Kennzeichen traumatisierender Verluste

Der Tod eines nahen Menschen hat bei den meisten betroffenen Hinterbliebenen in aller Regel hohe traumatisierende Wirkung, wenn folgende Kriterien zutreffen:

- *Existenzielle Bedeutung des Verstorbenen:* Je wichtiger der verstorbene Mensch für die Betroffenen ist, je näher und fester die Bindung zum ihm ist und je intensiver die Beziehung gelebt wurde, desto schwerer wird der Verlust gerade dieses besonderen Menschen erlebt. Man könnte vereinfacht auch sagen: Je größer die Liebe zwischen den beiden, desto massiver wird der Verlust genau dieses Menschen erlebt.

  Die existenzielle Wichtigkeit und die Tiefe der Liebesbindung werden von den Betroffenen natürlich ganz subjektiv erlebt und definiert. Deshalb verbietet sich jede Wertung von außen, stattdessen wird sie durch die Betroffenen ganz von innen und von der Beziehung zu diesem geliebten Menschen her vorgenommen. Sehr häufig sind es auch sehr individuelle Gründe, die die Bedeutung eines nahen Angehörigen bestimmen. So verliert eine Frau, die selbst kinderlos geblieben war, ihren für sie so wichtigen 30-jährigen Neffen bei einem schweren Autounfall und erlebt das wie den Tod eines eigenen Kindes.
- *Totalität des Verlustes:* Bei einem schweren Verlust spüren die Betroffenen sofort, dass der Tod ihres nahen Menschen alles umfasst, alles trifft und alles zerbricht – alles ist anders, nichts

ist mehr so, wie es bisher war. Diese Totalität des Verlustes erfasst die ganze Person der Betroffenen ganz und gar, das ganze bisherige Leben ist verändert, in Frage gestellt und vernichtet. Eine Ehefrau sagt nach dem tödlichen Unfall ihres Mannes: »Nichts ist mehr so, wie es war, ohne meinen Mann kann ich nicht leben.« Die Totalität des Verlustes schafft das Gefühl der Überwältigung und der eigenen Ohnmacht.

- *Plötzlichkeit des Verlustes:* Plötzliche Verluste treffen die Hinterbliebenen völlig unvorbereitet, sozusagen von einer Sekunde auf die andere. Der Verlust kommt für sie völlig unerwartet, außerhalb jedes denk- und fühlbaren Erwartungsrahmens. Deshalb können sie sich weder zeitlich noch psychologisch auf dieses massive Ereignis vorbereiten. Hinterbliebene können deshalb ihre psychologischen Abwehrmaßnahmen nicht aktivieren, um sich zu schützen. Der Verlust trifft also auf wehrlose und verletzbare Angehörige: »Es war wie ein Blitzschlag, als die Polizei vor der Türe stand.« Ohne innere Vorbereitung führt der plötzliche Tod zu einer totalen Überwältigung der Hinterbliebenen.

  Zudem ist kein Abschied möglich, häufig auch keine Klärung oder Aussprache über Konflikte oder belastende Geheimnisse. Genauso wenig ist es den Hinterbliebenen möglich, die letzte gemeinsame Zeit mit dem nahen Menschen bewusst zu erleben und aufzunehmen.
- *Unzeitigkeit des Verlustes:* Der Tod des nahen Menschen kommt meist insofern unerwartet, als dass mit ihm zum jetzigen Zeitpunkt nicht zu rechnen war. Er läuft allen Erwartungen zuwider und wird als viel zu früh erlebt, besonders dann, wenn der nahe Mensch noch Kind oder Jugendlicher ist oder aber auch deutlich jünger, als es der normalen Lebenserwartung entspräche.

  Die Hinterbliebenen erleben dies als Zerbrechen der sicher geglaubten Zukunft, Lebenskontinuität und der Sicherheit des Lebens. Dieses Zerbrechen der berechtigten Erwartungen und der üblicherweise vorauszusetzenden Regelhaftigkeit des eigenen Lebens wird als traumatisch erlebt, weil nun alle bisherigen Denk-, Fühl- und Handlungsroutinen abrupt abgebrochen und verunmöglicht sind.
- *Vernichtungserfahrung:* Bei schweren Verlusten wird der Tod unmittelbar als Vernichtung des Verstorbenen und zunächst

auch der Beziehung zum Verstorbenen erlebt, die nie mehr real gelebt werden kann. Damit wird auch die Vernichtung oder zumindest die massive Bedrohung der eigenen existenziellen Lebensgrundlage empfunden. Dies wird besonders deutlich und spürbar, wenn der Tod durch gewaltsame Einwirkungen wie bei einem Mord oder entstellenden Unfall eintritt. Hier wird der vernichtende Tod als etwas Furchtbares mit Gefühlen des Grauens erfahren. Auch Suizide werden häufig als Selbstvernichtung des nahen Menschen erlebt, der dabei auch die Beziehung zu den Hinterbliebenen vernichtet oder zumindest fundamental in Frage stellt.

- *Gewaltförmigkeit des Verlustes:* Traumatisierende Verluste haben häufig gewaltsame Aspekte, z. B. bei einem tödlichen Unfall. Wird dabei auch der Körper des nahen Menschen (wie beispielsweise bei einem gewaltförmigen Suizid durch Erschießen) entstellt, wird die Gewalt des Verlustes konkret sichtbar. Oft wirken auch die vorgestellten Bilder vom verletzten, entstellten Körper des nahen Menschen traumatisierend. Je gewaltsamer der Tod des geliebten Menschen erlebt wird, desto stärker ist auch die Vernichtungserfahrung, und desto stärker ist die traumatisierende Wirkung des Verlustes.
- *Erlebte Todesnähe:* Wird der Tod des nahen Menschen unmittelbar wie bei einem Unfall miterlebt, wird die Nähe des Todes durch eine eigene Lebensgefährdung selbst erfahren. Kommt dazu wie bei Kriegshandlungen die eigene Lebensbedrohung durch Gewaltandrohung, wird die traumatische Wirkung des Verlustes erhöht.

  Zudem wird durch den miterlebten Tod des nahen Menschen eine unmittelbare bedrohliche Todesnähe erlebt, die eine existenzielle Ohnmacht und Lähmung bewirkt.
- *Zufälligkeit und Sinnlosigkeit des Verlustes:* Betroffene erleben den schweren Verlust intuitiv als sinnlos und als Ergebnis zufällig zusammentreffender, willkürlich erscheinender Ereignisse. Dies erzeugt ein ungläubiges, entsetztes Nicht-Verstehen, verbunden mit einer bodenlosen Leere und dem Gefühl der Sinnlosigkeit. Oft wird der Tod des nahen Menschen auch als willkürlich und ungerecht erlebt, was eine wütende Ohnmacht auslöst.

Die hier genannten Kriterien eines traumatischen Verlustes wirken kumulativ auf die Betroffenen und erklären die traumatisierende Wirkung einer solchen Erfahrung.

> *Merke!*
>
> *Ein traumatisierender Verlust ist als eine plötzliche und schreckliche existenzielle Vernichtungserfahrung zu verstehen, die oft gewaltförmig ist.*

Folgende Verlustsituationen werden in aller Regel als traumatisierend erlebt:

- Verlust eines Kindes
- Suizid des Angehörigen
- Verluste in der Kindheit und Jugend
- Verluste in der Schwangerschaft und bei der Geburt
- Unfalltod und plötzlicher Tod durch Herztod, Ruptur eines Aneurysmas oder aufgrund anderer medizinischer Ursachen
- traumatische Erfahrungen des Verstorbenen vor seinem Tod, z. B. bei Behandlungsfehlern im medizinischen Kontext
- Verluste bei scheinbarer oder realer eigener Mitverantwortung der Hinterbliebenen
- Verluste bei Man-made-Katastrophen und damit Mitverantwortung anderer
- Mehrfach-Verluste
- Großschadensereignisse und Beteiligung der Massenmedien
- entwürdigende Behandlung des Verstorbenen
- uneindeutiger und/oder unvollständiger Verlust, z. B. keine Möglichkeit des Abschiednehmens zu Beginn der Corona-Krise
- Verluste bei der Flucht und Migration
- Reaktivierung früherer Verlusttraumata oder anderer Traumata

Jede dieser traumatisierenden Situationen, von denen diese Aufzählung eine unvollständige Auswahl darstellt, hat eine ganz eigene Dynamik und auch besondere Aspekte der Traumatisierung. Ich werde immer wieder auf einzelne der hier aufgeführten Verlusttraumata und der entsprechenden Fallbeispiele eingehen.

An dieser Stelle möchte ich kurz auf Flüchtlinge zu sprechen kommen, die häufig schon in der Heimat und dann oft auf der Flucht nahe Menschen auf traumatisierende Weise verlieren oder sie in der Heimat mitsamt derselben zurücklassen müssen. Häufig erleben sie auch bei der Überfahrt selbst lebensbedrohliche, traumatisierende Umstände. Deshalb sind Flüchtlinge meist multipel von Verlusttraumata und traumatisierenden Lebensbedrohungen betroffen, sind also mehrfach Traumatisierte und schwer Trauernde. Weil dann ihr Aufenthaltsstatus oft unsicher ist, kann eine Verlusttrauma-Psychotherapie nur sehr begrenzt durchgeführt werden und es muss häufig zunächst bei der Stabilisierung bleiben.

## 1.3 Traumatisierende Kontexte von Verlusten

Die oben genannten Kennzeichen bei schweren Verlusten reichen in aller Regel aus, um ein Verlusttrauma bei den Betroffenen zu bewirken. Sehr häufig gibt es aber auch Kontexte beim Sterben und Tod des Angehörigen, die die Traumatisierung der Hinterbliebenen massiv verstärken. Die Mutter im obigen Fallbeispiel 1 erlebt mehrere massiv traumatisierende Situationen, beginnend beim Wahrnehmen der Leblosigkeit des Jungen über das Miterleben der Notfallmaßnahmen, das verzweifelte Warten, die Mitteilung des Todes und schließlich das Auftauchen der Polizei mit ersten Befragungen.

Bei der Arbeit mit traumatisierten Hinterbliebenen müssen wir deshalb die konkreten Umstände des Todes des nahen Menschen und des Miterlebens oder der Mitteilung des Todes erfragen, um deren traumatisierende Wirkung einschätzen zu können:

- *Miterleben des Todes des nahen Menschen:* Das unmittelbare Erleben des Todes eines nahen Menschen ist in aller Regel massiv traumatisierend, weil sein Sterben über das Mitgefühl direkt am und im eigenen Körper miterlebt wird. Zudem sind hier der eigene Kontrollverlust und die eigene Ohnmachtserfahrung, aber auch Versagensgefühle, den Tod nicht verhindern zu können, besonders stark. So erlebt die Ehefrau, deren Mann in ihren Armen mit einem plötzlichen Herztod zusammenbricht, das Sterben ebenso unmittelbar wie die eigene Hilflosigkeit, ihn nicht mehr retten zu können. Auch die Erfahrung der Todesnähe, manchmal auch der eigenen Todesbedrohung z. B. bei einem Unfall, verstärkt die traumatisierende Wirkung solcher Verlustsituationen.
- *Erlebtes oder vermutetes Leiden beim Tod des nahen Menschen:* Für viele Hinterbliebene ist das Erleben oder die Vermutung, dass

der nahe Mensch bei seinem Sterben leiden musste, unerträglich. Das Leiden des Verstorbenen wird über das Mit- und Einfühlen als eigenes Leiden am eigenen Körper und damit häufig als traumatisierend erlebt.

- *Auffinden des Verstorbenen:* Meist rechnen die Hinterbliebenen nicht damit, ihren nahen Menschen verunglückt, leblos oder tot vorzufinden, so wie die junge Frau, die ihre jüngere 16-jährige Schwester erhängt im Treppenhaus entdeckt. Sie sinkt auf die Treppen nieder und bleibt lange Zeit in einer totalen Erstarrung, bevor es ihr gelingt, die Notfallnummer in ihrem Handy einzugeben.

  In der Auffindesituation wird der verstorbene Mensch meist sehr ausgeliefert, sehr ohnmächtig, manchmal auch entstellt oder in entwürdigenden Situationen vorgefunden. Auch das Schließen des Sarges und das Wegbringen des Leichnams durch das Bestattungsunternehmen kann noch einmal zusätzlich als traumatisierend erlebt werden.
- *Überbringung der Todesnachricht:* Obwohl die Todesnachricht in aller Regel professionell von Polizei und Krisendienst oder Notfallseelsorge überbracht und eine Betreuung angeboten wird, ist die Situation für viele Hinterbliebenen doch traumatisierend, weil sie meist völlig unerwartet und ganz plötzlich kommt. Die Hinterbliebenen sind der Wucht der Nachricht, die selbst unfassbar, irreal und absurd klingt, ausgeliefert. Ein Elternpaar wird nachts um vier Uhr aus dem Schlaf gerissen. Vor der Tür stehen die Polizei und der Krisendienst, um den Unfalltod des 20-jährigen Sohnes nach seinem Diskobesuch mitzuteilen.
- *Mitbeteiligung am Tod des nahen Menschen:* Sind die Hinterbliebenen kausal am Tod des nahen Menschen beteiligt, das heißt für seinen Tod mitverantwortlich, so wirkt das schockartig eintretende existenzielle Schuldgefühl massiv traumatisierend. Ein Mann verliert durch einen Sekundenschlaf die Kontrolle über das Auto und kommt von der Fahrbahn ab, dabei stirbt das befreundete Ehepaar im Fond des Wagens. Noch an der Unfallstelle bekommt er deren Tod mit und versinkt in einer Überflutung von Scham und Schuld, um dann mit dem Wunsch, auf der Stelle ebenfalls sterben zu wollen, zu erstarren.
- *Nachfolgende Interventionen beim Tod des Angehörigen wie polizeiliche Befragungen:* Immer wieder werden Hinterbliebene unmittelbar nach dem Tod des nahen Menschen befragt oder

zur Identifizierung des Verstorbenen herangezogen. Diese Prozeduren werden oft als völlig unpassend und überfordernd, manchmal auch als kränkend erlebt. Ein Vater kann nicht einschlafen, weil jeden Abend das Bild von der Identifizierung seines verstorbenen Sohnes auftaucht, der in einem abweisenden, kahlen Kühlraum aufgebahrt war.

- *Beschlagnahmung des Leichnams:* Wird der Leichnam des verstorbenen nahen Menschen z. B. bei einem Unfall oder Suizid unmittelbar nach dem Tod beschlagnahmt, wird er den Hinterbliebenen entzogen. Sie können nicht die so wichtige unmittelbare Nähe zum Verstorbenen erleben, vielmehr ist er für sie fern, und sein Tod wird noch irrealer.
- *Großschadensereignisse mit Präsenz der Öffentlichkeit:* Stirbt ein naher Mensch bei einem Großschadensereignis wie bei der Love-Parade in Duisburg, verstärken die mediale Berichterstattung und häufig auch die Präsenz von Presse das traumatische Verlustereignis, zudem sind die Hinterbliebenen oft der Neugier durch das Umfeld ausgesetzt. Wird der Tod eines nahen Menschen bei einem Großschadensereignis selbst miterlebt, intensivieren das meist auftretende Chaos und die massiven Reize der Rettungsaktionen das Verlusttrauma (Müller-Lange, Rieske u. Unruh 2013; Hausmann 2016).
- *Unklare Wartesituationen beim Sterben des nahen Menschen:* Nicht selten müssen wie im Fallbeispiel 1 Angehörige in oder vor der Klinik auf die Nachricht über den Zustand des schwer verunglückten nahen Menschen warten. Sie befinden sich dabei in einem extrem spannungsvollen, ohnmächtigen und deshalb traumatisierenden Zustand zwischen einer verzweifelten Hoffnung und einer zerreißenden Angst vor einer möglichen Todesnachricht.
- *Abgebrochene oder nicht zugelassene Abschiedsrituale:* Schwere Verluste, bei denen wie in der Covid-19-Krise die Beziehung abgebrochen wurde bzw. keine persönliche Begleitung beim Sterben möglich ist, wirken häufig traumatisierend, besonders auch wegen der Schuldgefühle gegenüber dem Verstorbenen. So muss die Familie wegen der Corona-Hygienemaßnahmen draußen auf den Treppenstufen des Krankenhauses sitzen, während der Vater einige Meter weiter allein in einem Krankenzimmer stirbt.

In den traumatisierenden Kontexten werden immer auch Auslösereize, sogenannte Trigger konditioniert, die dann später entweder die Traumareaktion oder Verlustschmerz-Reaktion auslösen. Diese Trigger sind oft Aspekte aus der Verlusttrauma-Situation, z. B. der Schrei des sterbenden nahen Menschen, sein Gesichtsausdruck, das von ihm getragene Kleidungsstück, der Ton der Sirene oder das Blaulicht, oft aber auch kleinste, scheinbar nebensächliche Aspekte wie der Geruch im Vorraum der Intensivstation, die Brille des Notarztes oder die Knöpfe an der Uniform der Sanitäter.

> *Merke!*
>
> *Traumatisierende Kontexte bei einem Verlust verstärken in aller Regel die Traumatisierung und sind Teil eines Verlusttraumas. Zudem werden in den traumatisierenden Kontexten Trigger für traumatische Trauerreaktionen konditioniert.*

## 1.4 Traumatisierende Verluste als schreckliche Überwältigungs- und Vernichtungserfahrung

Treffen mehrere der genannten Merkmale eines traumatisierenden Verlustes und traumatisierende Kontexte beim Tod des nahen Menschen zusammen, dann setzt bei den Betroffenen ein massives Traumaerleben ein, das sich im Wesentlichen in fünf große Erlebensbereiche zusammenfassen lässt (Hanswille u. Kissenbeck 2010; Peichl 2012; van der Kolk 2019):

- *Erschrecken und Entsetzen:* Für die Betroffenen ist das denkbar Schrecklichste und zugleich unvorstellbar Schlimmste, nämlich der Tod eines nahen Menschen, eingetreten. Im Erschrecken kommt es zu einem Tunnelblick und einem ersten Erstarren (Schauer u. Elbert 2010), der Atem stockt, und das Herz steht still. Das Entsetzen ist oft mit einem Gefühl von Grausamkeit und Grauen verbunden.
- *Überwältigung und Schock:* Der Tod eines nahen Menschen raubt den Betroffenen jede Handlungsmöglichkeit und wird als totale Überwältigung erlebt. Erfahrungen der Desorientierung, Verwirrung und Sprachlosigkeit sind Ausdruck der Überwältigung und verstärken diese. Es folgen weitere Aspekte des Schocks wie verstärkte Erstarrung, Denkblockaden, Zittern, schwache Beine,

Übelkeit und emotionale und körperliche Taubheit. Im Schock setzen nun die verschiedenen Dissoziationserfahrungen ein (vgl. nächstes Kapitel), durch die die grausame Realität als unwirklich und irreal erscheint.

- *Lähmung und Hilflosigkeit:* Die durch den Schock ausgelöste im Körper erlebte Lähmung zeigt den Hinterbliebenen, dass sie nichts mehr für ihren nahen Menschen tun können. Sie sind durch den Tod des nahen Menschen und die eigene Lähmung jeder Handlungsmöglichkeit beraubt und erfahren dies als gänzlichen Kontrollverlust und Hilflosigkeit.
- *Ohnmacht und Verzweiflung:* Die Hilflosigkeit überflutet als Ohnmachtsgefühl die Betroffenen und entzieht ihnen jegliche Energie und Kraft. Dies äußert sich als körperliche und emotionale Schwäche, die bis zu einem Kreislaufkollaps oder einer körperlichen Ohnmacht gehen kann. Die Ohnmacht wiederum zeigt sich nun auch emotional als panikartige und abgründige Verzweiflung, in der es keine Hoffnung auf Rettung des Verstorbenen und damit der eigenen Person gibt. Die Verzweiflung leitet dann das Aufgeben und die Unterwerfung unter die irreversible Tatsache des Todes ein.
- *Intensivste Verlustschmerz-Attacken:* Zwar wird in der Überwältigung und im Schock der Verlust nur teilweise realisiert, aber in der Tiefe wird der Tod des nahen Menschen durchaus gewusst. Das ruft kurze intensivste Durchbrüche des Verlustschmerzes hervor, z. B. in Form eines Schmerzensschreis, des Schluchzens, einer Weinattacke oder eines Weinkrampfes. Die Verlustschmerz-Attacken sind dann meist so intensiv, dass es entweder zu einem Zusammenbruch oder zu einer raschen Dissoziation, also zur Abspaltung des Schmerzes kommt.

*Beachte!*[3]

*Vor der Trauer steht der Verlustschmerz, der als intensive körperliche Erfahrung den Verlust signalisiert und sich zunächst im Schmerzensschrei, im Schluchzen und dann in einer Weinattacke äußert.*

---

3 Die Rubrik »*Beachte!*« fasst Handlungsanleitungen konzentriert zusammen oder macht auf mögliche Behandlungsfehler oder entscheidende Weichenstellungen in der Behandlung aufmerksam.

Natürlich sind diese hier beschriebenen Erfahrungsbereiche bei den Hinterbliebenen oft im Chaos der Gefühle vermischt, wechseln sich abrupt ab oder brechen immer wieder erneut intensiv auf. Die intensiven Gefühle gehen wie im folgenden und im nächsten Exkurs beschrieben auf eine neurobiologische Reaktion des Organismus der Betroffenen zurück.

Exkurs:

**Das Kampf- und Fluchtsystem – Freezing, Lähmung und Numbing**

Das Kampf- und Fluchtsystem ist die evolutionsbiologische Grundlage für die unmittelbare Traumareaktion, auch bei einem Verlusttrauma (Flatten 2011; Peichl 2012; Elbert u. Schauer 2014).

Eine lebensbedrohliche Situation aktiviert bei Säugetieren und beim Menschen die Amygdala, die in beiden Gehirnhälften lokalisiert und ein zentraler Teil des limbischen Systems, des emotionalen Gehirns, ist. Die Amygdala alarmiert den ganzen Organismus, indem sie die Stressachse mit dem Hypothalamus, der Hypophyse und der Nebennierenrinde aktiviert. Es kommt zu einer starken Ausschüttung von Adrenalin und Noradrenalin, um den Organismus in seinen Kampf- oder Fluchtmodus zu versetzen. Der Blutdruck und die Herzrate steigen, der Atem wird schneller und flacher, es kommt zu Schweißausbrüchen, und die Muskelspannung nimmt zu.

Der Organismus ist nun bereit zu kämpfen oder zu fliehen. Im Kampf oder in der Flucht wird dann die bereitgestellte körperliche Aktivierung und Energie umgesetzt. Ist beides aber nicht möglich, greift der Organismus auf die letztmögliche Überlebensreaktion zurück, auf den evolutionsbiologisch angelegten Totstellreflex. Dieser Reflex ist bei Säugetieren die einzige Möglichkeit, einem Verfolger zu entkommen, wenn dieser von dem scheinbar toten Tier ablässt. Nun wird der ganze Organismus eingefroren, was als Freezing bezeichnet wird. Auch die einsetzende Paralysierung ist Zeichen des Schocks.

Erleben Betroffene den Tod eines nahen Menschen oder erfahren von diesem, ist die Todesnähe und die nun erfahrbare Übermacht des Todes eine der massivsten Bedrohungen. Das Erschrecken und der Schreck sind die erste evolutionsbiologisch angelegte Alarmreaktion der Amygdala, die sofort und ohne Umweg über den Cortex anspringt. Sofort wird das Gehirn mit Adrenalin und Noradrenalin überflutet und das sympathische Nervensystem massiv aktiviert. Im gleichen Augenblick spüren die Betroffenen aber auch, dass nun ein Kämpfen oder Fliehen aussichtslos ist. Über den Schreck, den Schock und die Panik werden nun wie bei anderen Säugetieren der Totstellreflex und der Parasympathikus aktiviert und die Aktivierung des Sympathikus abrupt abgebrochen, was zunächst ganz früh mit Übelkeits-, Schwäche-, Schwindel- und Ohnmachtsgefühlen einhergeht. Der Totstellreflex, die Aktivierung des Parasympathikus und die Ausschüttung von Endorphinen produzieren nun das traumatische Erleben. Der Schreck und Schock werden über das Freezing fixiert, der Organismus, insbesondere der Muskelapparat, wird paralysiert, und der für das Denken zuständige präfrontale Cortex und das Sprachzentrum werden blockiert. Es werden ein Tunnelblick und Betäubung, aber auch Verwirrung, Desorientierung und Sprachlosigkeit erlebt. Dazu kommt es nun zu verschiedenen dissoziativen und peritraumatischen Erfahrungen, in denen alles unwirklich erscheint (mehr in Kapitel 2). Auch der Hippocampus, der normale Erfahrungen in das biografische Gedächtnis integriert, wird in der Traumatisierung blockiert, sodass das Verlusttrauma unverbunden als emotionale Überwältigung unverarbeitet stehen bleibt, dann dissoziiert und oft auch fragmentiert wird.

*Merke!*

*Ein Verlusttrauma wird in intensivsten Emotionen wie Erschrecken, Entsetzen, Verzweiflung, Ohnmacht und massivstem Verlustschmerz erlebt, die im Schock rasch weitgehend dissoziiert werden, sodass emotionale Taubheit einsetzt.*

*Diese emotionalen und psychophysiologischen Reaktionen in einem Verlusttrauma sind »normal«, das heißt, dass praktisch alle Menschen in ihrem Organismus auf ein Verlusttrauma damit reagieren.*

Da der Organismus der Betroffenen die massiven Erfahrungen im Verlusttrauma nicht lange aushalten kann und auch nicht gänzlich zusammenbrechen und dekompensieren will, setzt in aller Regel sehr rasch die Schutzreaktion der Dissoziation ein. Die intensiven Emotionen werden deshalb sehr rasch gedämpft, betäubt und abgespalten. Dazu im nächsten Kapitel mehr.

## 1.5 Interventionen: Das Erstgespräch und die Verlustdiagnostik

Menschen kommen nach einem traumatisierenden Verlust zu unterschiedlichen Zeitpunkten, mit unterschiedlichen Verlusttrauma-Reaktionen und diversen Symptomen, mit denen wir unterschiedlich umgehen müssen und die wir wie folgt kategorisieren können.

Die Hinterbliebenen kommen also

- *unmittelbar nach dem Verlusttrauma:* Inzwischen kommen Hinterbliebene meist sehr frühzeitig, oft wenige Wochen oder sogar unmittelbar nach dem traumatischen Verlust, an eine Beratungsinstitution oder zu niedergelassenen Psychotherapeuten, weil Kriseninterventionsdienst und Notfallseelsorge dringend eine professionelle Hilfe anraten oder auch vermitteln. Sie kommen in ihrem eigenen Verständnis als Trauernde meist zur Trauerbegleitung oder Trauerberatung. Aber fachlich verstanden sind sie traumatisierte und trauernde Hinterbliebene. Sie stehen in dieser frühen Phase noch ganz unter dem oben beschriebenen Eindruck der unmittelbaren Traumatisierung und des schweren Verlustes und bringen deshalb neben dem Verlustschmerz auch die unmittelbaren psychophysiologischen Reaktionen einer Traumatisierung (vgl. Kapitel 2) mit.
- *etwa sechs Monate nach dem Verlusttrauma:* Häufig kommen die Hinterbliebenen etwa ein halbes Jahr nach dem traumatisierenden Verlust, weil nun die konkreten Pflichten, die mit dem Tod des nahen Menschen verbunden waren, weitgehend abgeschlossen sind. Nun wird meist der Verlustschmerz intensiver. Viele Hinterbliebene leiden aber auch daran, dass das Erleben der Dissoziation wie emotionale Taubheit nicht nachlässt. Dazu kommt, dass sich Angehörige und Freunde mit zunehmender Dauer überfordert fühlen und die Hinterbliebenen zur Inanspruchnahme von professioneller Hilfe drängen oder sich auch zurückziehen. Die Hinterbliebenen befinden sich nach den ersten sechs Monaten noch immer in der unmittelbaren Traumareaktion, insbesondere im dissoziativen Erleben, zugleich werden der Verlustschmerz und offene Fragen beispielsweise nach der ungeklärten Schuld oder Mitschuld stärker.
- *kurz vor oder nach dem ersten Todestag:* Der erste Todestag ist aus vielen Gründen ein belastender, schmerzlicher Einschnitt im Verarbeitungsprozess nach einem traumatischen Verlust, bei dem die Hinterbliebenen oft spüren, dass sie mit den ersten Folgen des traumatisierenden Verlustes (vgl. Kapitel 2 und 3)

nicht selbst zurechtkommen. Insbesondere die Erfahrung der bleibenden Dissoziation, der Erstarrung und der Flashbacks sowie die intensiven, oft noch zunehmenden Verlustschmerz-Attacken sind für die Hinterbliebenen sehr verstörend. Auch die Erfahrung, dass nach (!) dem ersten Todestag, also erst im zweiten Trauerjahr, entgegen der eigenen Erwartungen der Verlustschmerz intensiver (!) wird, bewegt Hinterbliebene, professionelle Hilfe aufzusuchen.

- *nach etwa 18 bis 24 Monaten mit einer Komplizierten Trauma-Trauer-Folge-Störung:* Wenn es nach etwa 18 Monaten keine erste Linderung der Verlusttrauma-Folgen, sondern wie häufig vorkommend, eher eine Intensivierung gibt, dann liegt in aller Regel eine Komplizierte Trauma-Trauer-Folge-Störung (im Weiteren abgekürzt als KTTS, vgl. Kapitel 4) vor, bei der sich die Traumareaktionen und die Verlustreaktionen gegenseitig verstärken, sodass sich nun fixierte Traumafolgen einstellen. Die Hinterbliebenen leiden dann z. B. daran, dass die Attacken des Verlustschmerzes intensiver werden und diese die Traumareaktion triggern, sodass sie keinen Zugang zu ihrem verstorbenen nahen Menschen finden oder keinen Lebenssinn mehr sehen. Die KTTS kann oft noch im Rahmen einer Beratungsinstitution als Verlusttrauma-Beratung behandelt werden, meist aber braucht es die Behandlung im Rahmen einer Psychotherapie.
- *nach etwa 24 Monaten mit chronifizierten psychischen Folgesymptomen wie einer Depression oder psychosomatischen Symptomatik:* Hier ist nun die KTTS in eine psychische Folgesymptomatik, oft mit deutlichem Krankheitswert umgeschlagen oder hat sich entsprechend dorthin entwickelt. Nun steht bei den Patienten zunächst die konkrete Symptomatik wie eine Depression (ICD F32) oder eine psychosomatische Erkrankung wie etwa eine anhaltende Schmerzstörung (ICD F45.4) oder massive Herzbeschwerden im Sinne einer Herzneurose (ICD F45.30) im Mittelpunkt des Erlebens und veranlasst die Hinterbliebenen, professionelle Hilfe aufzusuchen, wobei meist der Zusammenhang zum Verlusttrauma gesehen oder geahnt wird.

Für die ersten drei beschriebenen Situationen, oft auch bei einer leichteren KTTS, eignet sich eine

- *Verlusttrauma-Beratung:* Sie setzt in aller Regel unmittelbar nach dem Verlust, oft auch nach sechs Monaten oder in der Zeit um den ersten Todestag ein. Das unmittelbare Ziel der Verlusttrauma-Beratung liegt darin, die Hinterbliebenen bei einer heilsamen Transformation des Verlusttraumas zu unterstützen und damit die Entwicklung in Richtung einer KTTS zu verhindern. Anders gesagt geht es hier darum, die Traumatisierung zu lösen, den Realisierungs- und Beziehungsprozess in Fluss zu bringen und über verschiedene Schwierigkeiten hinweg im Fluss zu halten, sodass ein wieder glückendes Leben mit der Integration des Verlusttraumas und der inneren Beziehung zum Verstorbenen möglich wird (Kachler 2019).

  Dieser Beratungsprozess kann an einer Beratungsinstitution oder im Rahmen einer Psychotherapie stattfinden. Beratungsinstitutionen müssen allerdings klären, ob sie für eine Verlusttrauma-Beratung die genügende Anzahl von etwa 30 bis 40 Sitzungen und einen Zeitraum von meist anderthalb bis zwei Jahren zur Verfügung stellen können.

  Viele von einem Verlusttrauma Betroffene suchen zunächst auch eine Trauerbegleitung bei Ehrenamtlichen oder eine Trauergruppe auf. Das kann für Betroffene eine wichtige erste Anlaufstelle sein. In aller Regel ist dann aber eine Weiterverweisung an eine professionelle Beratungsinstitution oder Psychotherapie notwendig.

Hat sich nach einem Verlusttrauma über längere Zeit eine schwere KTTS oder eine psychische Folgesymptomatik wie eine Depression oder ein Schmerzsyndrom entwickelt, braucht es eine

- *Verlusttrauma-Psychotherapie:* Betroffene kommen meist nach etwa 24 Monaten mit einem konkreten Symptom wie einer Depression oder psychosomatischen Symptomatik, unter der sie dauerhaft und intensiv leiden. Meist führen sie selbst oder andere Verweisende wie Ärzte oder Familienangehörige die Symptomatik auf das Verlusttrauma zurück. Diese Verlusttrauma-Psychotherapie muss im Rahmen einer psychotherapeutischen Behandlung mit wöchentlichen Sitzungen in einer Anzahl von 60 bis 80 Stunden über einen Zeitraum von bis zu drei Jahren durchgeführt werden. Ist dazu die Stabilität der Patienten gefährdet, bietet sich als Einleitung und Vorbereitung einer Verlusttrauma-Psychotherapie auch der Aufenthalt in einer psychotherapeutischen Klinik an.

Wir wenden uns zunächst dem Erstgespräch für die Verlusttrauma-Beratung zu, wobei die meisten Elemente auch für die Verlusttrauma-Psychotherapie wichtig sind.

Vor dem Erstgespräch kennen wir aus der Anmeldung per Telefon oder Mail die wichtigsten Informationen über den Tod und die Todesumstände des verstorbenen nahen Menschen, sodass wir meist schon absehen können, ob die oben beschriebenen Kriterien eines traumatischen Verlustes vorliegen. Das Erstgespräch dient neben der Kontaktaufnahme und ersten Beziehungsanbahnung auch dazu, die Schwere der Traumatisierung und der Trauerreaktion einzuschätzen. Dazu möchte ich folgende Prozessschritte vorschlagen:

- *Begrüßung und Beileid:* Wir sprechen bei der Begrüßung unser Beileid für die Betroffenen aus: »Mein Beileid zum Tod Ihres Mannes« oder »Der Tod Ihres Kindes tut mir sehr leid.«

  Wir benutzen hier die bekannten traditionellen Formeln, da diese zunächst kommunikative Sicherheit bieten. Dabei geben wir einen festen Händedruck und schauen den Betroffenen – sofern sie nicht die Augen niederschlagen – in die Augen, um von Beginn an zu signalisieren, dass wir ihr Leid und ihren Schmerz aushalten und mit ihm umgehen können.
- *Mitgefühl für den Verstorbenen und die Hinterbliebenen:* Wir sprechen unser Mitgefühl für den Verstorbenen (!) und die Hinterbliebenen aus: »Es ist schlimm, was Ihrem lieben Menschen geschehen ist. Es tut mir leid, dass er nicht mehr leben darf und Sie den schweren Trauerweg gehen müssen.«

> *Beachte!*
>
> *Unser Mitgefühl bezieht sich zuerst auf den Verstorbenen, dann auf die vom Verlust betroffenen Hinterbliebenen.*

- *Äußere Stabilität und Versorgung sichern:* Wir laden die Hinterbliebenen ein, sich sicher in den Stuhl zu setzen, und fragen nach, ob sie sich dabei gut gehalten fühlen. Wir sollten in jedem

Fall ein Glas Wasser zur Verfügung stellen und fragen, ob die Hinterbliebenen jetzt für dieses schwere Gespräch noch etwas Weiteres brauchen.

- *Fragen zur Person des Verstorbenen:* Wir stellen zu Beginn einige objektivierende Fragen zum Verstorbenen, nach seinem Alter, seiner Situation in Ausbildung oder Beruf und seinem Beziehungsstatus. Häufig zeigen uns die Hinterbliebenen auch Fotos von dem Verstorbenen, die wir würdigend aufgreifen. Hier können wir noch einmal unser Bedauern über den Tod gerade dieses nahen Menschen erneuern. Dann erläutern wir, dass wir uns später noch sehr viel Zeit für diesen verstorbenen lieben Menschen nehmen werden und dass auch er im Zentrum der Gespräche stehen wird, um dann zu seinem Sterben und Tod zu gehen.
- *Einladung zum Berichten über das Sterben und den Tod des nahen Menschen:* Wir bitten die Hinterbliebenen, uns zu erzählen, was mit dem verstorbenen nahen Menschen geschehen ist. Dabei ist der Fokus ganz bei dem Verstorbenen, seinem Sterben und seinem Tod. Wir interessieren uns zunächst ganz für ihn. Dies entspricht dem Gefühl und dem Wunsch der Hinterbliebenen, deren Liebe und Mitgefühl für den Verstorbenen ganz bei ihm ist.
- *Nachfragen auf der Ebene der Ereignisse und Fakten:* Wir explorieren dann mit einfachen Fragen nach dem Wann, Wo und besonders nach dem Wie, was mit dem Verstorbenen im Einzelnen bei seinem Sterben und Tod geschehen ist.

*Beachte!*

*Der Fokus der Verlustdiagnostik bezieht sich zunächst ganz auf den Verstorbenen und auf die faktischen Ereignisse bei seinem Sterben und Tod.*

- *Objektivierende Rekonstruktion des Sterbens und Todes des nahen Menschen:* Häufig ist der Bericht der Hinterbliebenen fragmentiert, zunächst unvollständig oder an Einzelheiten fixiert. Über das strukturierte Befragen und Ordnen der Fakten rekonstruieren wir die äußeren Abläufe des Sterbens und des Todes des nahen Menschen und bringen diese in eine zusammenhängende Form.

*Beachte!*

*Wir fragen im Erstgespräch noch nicht nach dem Erleben des Verstorbenen bei seinem Sterben. Dies kann zu einer Destabilisierung führen. Bringen die Hinterbliebenen das Erleben des Verstorbenen ein, greifen wir es empathisch auf, aber begrenzen es und sagen eine spätere Bearbeitung zu.*

- *Prozesssteuerung durch Verlangsamung und Pausen:* Wir achten sehr genau darauf, dass die Hinterbliebenen bei diesem Befragungsprozess genügend Selbstkontrolle besitzen. Diese wird auch von den Wirkungen des Schocks und den dissoziativen Prozessen unterstützt. Wir fragen immer wieder nach, ob die Betroffenen genügend Kraft zum Fortfahren haben, ob eine Pause nötig ist oder ob wir langsamer vorgehen sollen.

*Beachte!*

*Bei einer Destabilisierung der Hinterbliebenen im Erstgespräch setzen wir die in Kapitel 5.1 beschriebenen Stabilisierungsmethoden ein; bei einer einsetzenden Dissoziation reorientieren wir die Hinterbliebenen ins Hier und Jetzt (vgl. Kapitel 5.4).*

- *Offene Fragen und Themen in Hinblick auf den Verstorbenen:* Als Abschluss dieser Rekonstruktion des Sterbens und des Todes des nahen Menschen fragen wir, ob wir in Hinblick auf sein Sterben und seinen Tod etwas außer Acht gelassen haben und ob es noch etwas Wichtiges gibt, das bisher noch nicht benannt wurde.
- *Fokuswechsel auf das Erleben der Hinterbliebenen:* Nun können wir vom Verstorbenen und seinem Sterben und Tod weggehen und uns dem Erleben der Hinterbliebenen zuwenden: »Das alles, was mit Ihrem lieben Mann passiert ist, muss für Sie schrecklich gewesen sein und ist es wohl immer noch!?« oder »Darf ich nun fragen, was mit Ihnen bei all dem passiert ist?« Hier fragen wir zunächst die Traumareaktionen, dann die Verlustreaktionen und auch erste Nähe- und Beziehungsgefühle zum verstorbenen nahen Menschen ab (Kachler 2019). Auch hier bleiben wir im ersten Gespräch auf der objektivierenden Berichtsebene, ohne das Erleben oder die Emotionen durch näheres Nachfragen zu vertiefen. Meist bleibt im Erstgespräch nur

eine begrenzte Zeit für diesen Fokus auf die Hinterbliebenen, sodass wir die Fortführung dieser Exploration für die nächste Sitzung ankündigen.
- *Containing von aufbrechenden Schmerz- und Trauergefühlen:* Bei dem Erstgespräch werden sehr wahrscheinlich Verlustschmerz und Trauer aufbrechen. Wir greifen sie auf, benennen sie einfühlsam und halten sie aus. Wichtig dabei ist, dass wir sie nicht vertiefen, sondern sie begrenzen und eine spätere Beschäftigung mit ihnen ankündigen.

Diese Struktur des Erstgespräches findet in aller Regel in der ersten Zeit nach einem Verlusttrauma, also bis zum 18. Monat statt. Kommen die Hinterbliebenen aber schon mit einer beginnenden KTTS oder einer mit dem Verlusttrauma zusammenhängenden Folgesymptomatik wie einer Depression oder einer Schmerzproblematik, beginnen wir das Gespräch mit den Symptomen der KTTS oder mit der Folgesymptomatik und dem damit verknüpften Anliegen (vgl. Kapitel 4 und 10), um dann ebenfalls wie hier beschrieben zur Verlustsituation und zum verstorbenen nahen Menschen zu gehen.

Im letzten Abschnitt des ersten Gespräches, für das wir uns 90 Minuten Zeit nehmen sollten, bieten wir aktiv mögliche Ziele einer längeren gemeinsamen Arbeit an (vgl. Kapitel 3.6), fragen nach, ob sich die Hinterbliebenen eine weitere Zusammenarbeit im Sinne einer Verlusttrauma-Beratung oder Verlusttrauma-Psychotherapie vorstellen können, und treffen dann erste Vereinbarungen für das weitere Vorgehen. Wir klären ab, ob die Hinterbliebenen die Zeit bis zum nächsten Gespräch stabil überstehen können und ob sie dafür eventuell Hilfe brauchen.

Für die nächste Sitzung bitten wir die Hinterbliebenen, einige den Verstorbenen kennzeichnende Fotografien mitzubringen und sich zu überlegen, was sie vom und über den Verstorbenen erzählen wollen.

# 2 Was bewirkt ein traumatischer Verlust akut? – Peritraumatische Verlusttrauma-Reaktionen

**Fallbeispiel 2: Der Albtraum, der nicht wahr sein darf**

Eine Mutter beschreibt ihr Erleben vier Wochen nach dem Unfalltod ihres 22-jährigen Sohnes so: »Ich bin wie in einem Albtraum. Ich sehe immer wieder die Bilder, wie mein Sohn mit seinem Motorrad gegen den Baum fährt, wie er durch die Luft fliegt und wie er dann auf dem Boden aufschlägt. Die Bilder kommen immer wieder, auch nachts, wenn ich nicht schlafen kann. Ich kann nichts gegen sie machen. Ich sehe, wie die Polizei vor der Türe steht, und da weiß ich schon alles. Ich sehe mich, wie ich zusammenbreche.

Das alles kann nicht wahr sein, darf nicht wahr sein. Ich gehe wie auf Wolken und habe Angst, gleich abzustürzen. Ich will, dass dieser Albtraum aufhört und sich alles als Irrtum herausstellt. Immer wieder höre ich vor dem Haus das Motorrad meines Sohnes und denke, dass er gleich die Haustür aufschließt und hereinkommt. Ich gehe in den Flur – doch er kommt nicht. Dann breche ich weinend zusammen, und der schreckliche Albtraum hat mich wieder, und dann spüre ich gar nichts mehr, nur Fühllosigkeit, manchmal Kälte, sonst gar nichts.«

## 2.1 Die akuten Traumareaktionen als neurobiologische Reaktion des Organismus

Trauer wird in der klassischen Trauerpsychologie häufig immer noch als vorwiegend psychologische Reaktion auf einen Verlust verstanden. Doch der Verlustschmerz, und dann nachfolgend die Trauer, ist eine Reaktion des ganzen Organismus eines Menschen (O'Connor 2019), und dies gilt noch viel stärker bei einem traumatisierenden Verlust (Pearlman et. al. 2014). Die unmittelbare Traumareaktion und der Verlustschmerz sind als eine zweifache neurobiologische Reaktion des Gehirns und des gesamten Organismus zu verstehen. Daran sind zwei sehr wichtige neuropsychologische Systeme beteiligt: zum einen das dem unmittelbaren Überleben dienende Kampf- und Fluchtsystem (vgl. Exkurs Kapitel 1), zum anderen das Bindungssystem (Brisch 2019), hier besonders der Teil des Paniksystems (Panksepp 2004).

> *Merke!*
>
> *Bei einem traumatisierenden Verlust bilden zwei fundamentale neurobiologische Überlebenssysteme die Basis für das Erleben und die neurophysiologische Reaktion des ganzen Organismus: das evolutionsbiologisch angelegte Kampf- und Fluchtsystem und das ebenfalls in der evolutionären Entwicklung von Säugetieren entstandene Bindungssystem.*

Entscheidend ist nun, dass das Verlusttrauma in beiden Systemen auf die subcortikale Ebene des Gehirns wirkt, besonders im limbischen System, dem emotionalen Zentrum des Gehirns, und im Hirnstamm. Das limbische System reagiert auf eine Lebensbedrohung und auf die Bedrohung einer wichtigen Bindung sehr schnell und unwillkürlich. Es alarmiert den gesamten Organismus über die Amygdala, den Hypothalamus, die Hypophyse, die Nebennierenrinde und den Hirnstamm. Viele dieser körperlichen Reaktionen wie die Erhöhung des Blutdrucks bleiben unbewusst oder halbbewusst.

- *Das Kampf- und Fluchtsystem reagiert mit Schock und Freezing:* Der Tod eines nahen Menschen wird als Vernichtung der Existenz des nahen Menschen und als fundamentale Bedrohung der eigenen Existenz erlebt. Diese Bedrohung aktiviert das Kampf- und Fluchtsystem (Flatten 2012; Peichl 2012). Der ganze Organismus wird über Adrenalin und Noradrenalin auf Kampf oder Flucht eingestellt. Doch beim Tod eines nahen Menschen kann man nicht mehr um den nahen Menschen und seine Rettung kämpfen, ebenso lässt sich gegen die eigene existenzielle Bedrohung nichts mehr tun. Auch Weglaufen und Fliehen vor der schrecklichen Realität des Todes ergibt keinen Sinn mehr. Deshalb gerät der Körper der Hinterbliebenen in einen Schock, der dann wie beim Totstellreflex anderer Säugetiere zum parasympathischen Shutdown und Freezing wird. Lähmung, Betäubung und Fühllosigkeit breiten sich im ganzen Organismus aus und sind die Grundlage der peritraumatischen Reaktionen in der Verlustsituation.
- *Das Bindungssystem reagiert mit Verzweiflung:* Auch das Bindungssystem (Cozolino 2007; Brisch 2019) ist ein altes, das Überleben sicherndes neurophysiologisches, im Gehirn verankertes System (vgl. Exkurs unten) des Säuglings und des Kleinkindes, das die überlebensnotwendige Beziehung zur Mutter und zum Vater herstellt und sichert. Dieses System, ins-

besondere der Teil, den wir als Paniksystem bezeichnen, springt bei einem Verlust eines nahen Menschen unwillkürlich, automatisch und zunächst unbewusst an. Hier wird der Tod des nahen Menschen als ein abrupter Abbruch einer lebenswichtigen Bindung und als überwältigende Erfahrung von Verlassenwerden erlebt. Dies stellt ein Bindungstrauma dar. Die einsetzende Panik ist eine allumfassende Angst, ohne die Bindungsperson verloren zu sein und selbst sterben zu müssen. Zugleich reagiert das Bindungssystem mit dem Verlustschmerz, der sich in einem einzelnen Schrei und in einem länger anhaltenden Schreien äußert. Das Schreien soll die verlorengegangene und vermisste Bindungsperson zurückrufen, denn ohne sie ist der Säugling bzw. das Kleinkind selbst der Vernichtung ausgesetzt. Kommt die Bindungsperson nicht mehr, setzt die Trauer über die bleibende Abwesenheit ein. Die Trauer führt zu einem Rückzug und zur Anpassung an den Verlust. Wird der Säugling und das Kleinkind dabei gänzlich alleingelassen, stellt sich Verzweiflung ein, die zu einer resignativen und apathischen Depressivität führen kann.

Exkurs:

**Das Bindungssystem, der Verlustschmerz und die Trauer**

Auch das Bindungssystem ist bei Säugetieren und beim Menschen evolutionsbiologisch angelegt (Cozolino 2007). Schon bei der Geburt und beim Stillen wird durch die Ausschüttung des Bindungshormons Oxytocin beim Säugling und bei der Mutter, aber auch beim Vater eine enge Bindung hergestellt. Der Säugling sucht Schutz, Sicherheit, emotionale Wärme und körperliche Berührung. Die Bindungssignale des Säuglings und Kleinkindes aktivieren das Bindungssystem bei den Eltern. Gelingt Bindung, werden bei beiden Eltern neben dem Oxytocin auch Dopamin und Endorphine im Belohnungssystem ausgeschüttet. So wird die Bindung gefestigt und gestärkt, sodass dann das Kleinkind später auch eine vorübergehende Trennung zeitweise aushalten kann. Auch bei der partnerschaftlichen Liebe und anderen engen Beziehungen von Geschwistern und nahen Freunden bildet das Bindungssystem eine wichtige neurophysiologische, deshalb meist unbewusste Basis einer nahen, bindenden Beziehung.

Wird die Bindung aber bedroht oder gar durch das Weggehen unterbrochen, wird das sogenannte Paniksystem als Teil des Bindungssystems aktiviert: Beim Säugling oder Kleinkind, aber auch später beim Erwachsenen, setzt Panik und Verlustschmerz (sogenannter separation distress) ein. Das Kind weint und schreit, um voller Panik die verlorengegangenen Eltern herbeizurufen; zugleich wehrt sich das Kleinkind mit seinem Schreien gegen die Trennung. Der Bindungsforscher Bowlby (vgl. Brisch 2019) bezeichnet diesen Abschnitt der Reaktion deshalb auch als Protestphase. Für die Trauerarbeit ist zu beachten, dass vor der Trauer meist der akute, oft schreiende Verlustschmerz einsetzt, gefolgt von einer schmerzenden, intensiven Trauer mit einem oft laut schluchzenden Weinen. Im Gehirn entsteht der körperliche und emotionale Schmerz im sogenannten periaquäduktalen Grau im Mittelhirn, in der Insula und im anterioren cingulären Cortex. Diese im emotionalen Gehirn liegenden Regionen bilden das Verlustschmerzzentrum. Der Verlustschmerz zeigt sich im Schreien und Weinen und soll die verlorengegangene Bindungsperson herbeirufen.

Kommt nun trotz der Paniksignale und des Protestes die wichtige Bezugsperson nicht mehr zurück, setzt allmählich die Verzweiflungsphase ein, in der der wütende und schreiende Protest in ohnmächtige Hilflosigkeit und Verzweiflung, dann in Resignation und schließlich in einen stillen Rückzug in sich selbst umschlägt. Den gesamten Prozess bezeichnen wir als Bindungstrauma, bei dem ein zentrales überlebensnotwendiges Bedürfnissystem verletzt wird.

Erwachsene erleben durch die bleibende Abwesenheit des verstorbenen nahen Menschen eine verzweifelte Trauer, die oft von einem leisen Weinen und Wimmern begleitet wird. In dieser leisen und doch intensiven Trauer liegt die Chance, den Verlust zu realisieren, aber auch das Risiko, über die Resignation in eine Depression zu geraten.

Bei einem Verlusttrauma reagieren und interagieren nun beide neurobiologisch angelegten Systeme des Organismus und verstärken sich gegenseitig (vgl. Kapitel 4.3). Dies erklärt die Intensität des Erlebens bei einem traumatischen Verlust und das mögliche Risiko eines destruktiven Verlaufes dieser zweifachen psychophysiologischen Reaktion.

## 2.2 Dissoziative und andere peritraumatische Reaktionen bei einem traumatisierenden Verlust

Die unmittelbare Traumareaktion noch in der akuten Traumasituation, auch als peritraumatische Reaktion bezeichnet, bewirkt nun folgende dissoziative Reaktionen, in denen Aspekte des Erlebens als abgetrennt und nicht zugänglich erlebt werden:

- *Derealisation:* Die Hinterbliebenen erleben die akute Verlustsituation als nicht real. Die Realität des Todes des nahen Menschen wird als albtraumartig und fern, als fremd und absurd empfunden. Sie erleben sich oft wie in einem falschen Film, der nicht in der Jetzt-Realität spielt, wie unter einer Glasglocke oder hinter einer Glaswand, die sie von einer sie nicht betreffenden schrecklichen Realität trennt. Häufig können sie beispielsweise die Todesnachricht nicht verstehen oder nicht glauben und verlangen nach deren Überprüfung, z. B. durch Anrufe in der Klinik. Die Klientin im obigen Fallbeispiel 2 erlebt nicht nur den Tod ihres Sohnes, sondern ihre ganze Situation und sich selbst als unwirklich und irreal.
- *Depersonalisierung:* Die Hinterbliebenen erleben sich nicht mehr in ihrem eigenen Selbst zu Hause. Dieses erscheint ihnen eigenartig fremd, sodass sie nicht mehr sie selbst sind. Sie stehen neben sich, so als beträfe der Tod des nahen Menschen nicht sie selbst, sondern jemand anderen. Es fühlt sich an, als wären sie eine andere Person, die das soeben Gesehene oder Gehörte nicht selbst erlebt.
- *Desomatisierung:* Die Hinterbliebenen fühlen sich nicht mehr im Körper und erleben oft eine Out-of-body-Erfahrung, in der sie sich wie von außen sehen. Der eigene Körper ist nicht mehr fühlbar und wird nicht mehr als Ort des eigenen Ichs erlebt. Vielmehr ist er fremd, manchmal verzerrt oder kalt und fühllos.
- *Numbing und Deemotionalisierung:* Hinterbliebene fühlen in der Verlusttrauma-Situation den Tod des nahen Menschen wie einen Schlag gegen den Kopf oder einen Tritt in die Magengrube. Beides betäubt sie, und es stellt sich das Erleben einer dumpfen Fühllosigkeit ein, das sogenannte Numbing. In dieser Betäubung werden die Gefühle nicht oder nur sehr flach erlebt.
- *Freezing und Erstarrung:* Hinterbliebene beschreiben, wie ihre Gefühle und alle Körperempfindungen einfrieren. Manchmal stellen sich ein Frieren und ein aus dieser erlebten Kälte entstehendes Zittern ein. Die Muskeln, besonders die Mimik und die Augenmuskeln, verhärten sich bis zur Erstarrung.
- *Paralysierung und Lähmung:* Die Betroffenen fühlen sich wie gelähmt, so »als hätte ich Blei in den Gliedern«, aber auch das Denken und Sprechen ist gelähmt und blockiert. Oft scheinen die Beine einzuknicken oder wegzusacken, sodass ein Sturz

ins Bodenlose droht. Dies kann zur tatsächlichen Ohnmacht führen.

- *Unwillkürliches und automatisches Funktionieren:* Die meisten Betroffenen funktionieren in der traumatisierenden Verlustsituation wie im Autopiloten. Scheinbar unberührt können sie handeln und funktionieren. Sie reagieren völlig rational und können die situativen Herausforderungen bestens bewältigen. Hier setzen lange eingeübte Handlungsroutinen als Notfallprogramme ein, die ohne kognitive Reflexion ablaufen können. Die Hinterbliebenen erscheinen von außen gesehen als sehr stark. Später allerdings bricht der Verlustschmerz diesen Funktionsmodus auf, sodass dann die durchbrechenden Emotionen oft zu einem überraschenden Kollaps führen.
- *Bizarres und stereotypes Verhalten:* Bisweilen scheinen die unwillkürlichen Handlungsmuster nicht zur akuten Verlustsituation zu passen. Manche Betroffenen lachen bei der Mitteilung der Todesnachricht oder wollen deren Überbringer aus der Wohnung werfen. Damit scheint der Organismus den Verlustschmerz abzuwehren und ihn in sein Gegenteil zu verkehren. Oft wird er auch in scheinbar unpassendes stereotypes Verhalten umgesetzt, wenn Hinterbliebene in Gegenwart des Krisenteams beispielsweise beginnen zu putzen oder die Zeitungen zu ordnen.
- *Analgesie und Hyperalgesie:* Die Ausschüttung insbesondere der Endorphine sorgt dafür, dass der Verlustschmerz zunächst nicht gespürt, sondern analgetisiert wird. Bricht der Verlustschmerz aber durch, wird dieser intensiv am ganzen Körper erlebt. Hinterbliebene beschreiben, dass ihr ganzer Körper schmerzt und der Körper ganz Schmerz ist. Hinterbliebene erleben also sowohl eine Analgesie als auch eine Hyperalgesie.
- *Hypermnesie und Amnesie:* Hinterbliebene erinnern häufig sehr genau winzigste Details des Sterbens und des Todes des nahen Menschen. Diese Details werden ins limbische System eingebrannt, sind kaum zu löschen und dominieren immer wieder das Erleben. Anderes dagegen kann aufgrund der Blockade des für die Abspeicherung zuständigen Hippocampus nicht im episodischen Gedächtnis abgespeichert werden oder wird über die Dissoziation abgespalten.
- *Zeitverzerrung:* Die Zeitwahrnehmung ist in der Verlusttrauma-Situation extrem verzerrt. Die Zeit wird häufig zugleich als in Zeitlupentempo verlangsamt und als beschleunigt erlebt. Häu-

fig scheint sie stillzustehen, oder die Hinterbliebenen erleben sich als aus der Zeit gefallen und zeitlos.

Diese unmittelbaren, in der Verlustsituation auftretenden Reaktionen sind Ausdruck des evolutionsbiologisch angelegten Totstellreflexes als dem letzten Versuch eines Überlebens angesichts einer Situation, in der der nahe Mensch nicht überlebt hat und der mit ihm verbundene Angehörige glaubt, dieses psychisch nicht überleben zu können. Wir können diese Reaktionen auch als Trancereaktionen beschreiben, in denen das wache, reflektierte Bewusstsein weitgehend ausgeschaltet ist. Stattdessen herrscht ein unwillkürliches, vom limbischen System beherrschtes automatisiertes, von der äußeren Wirklichkeit weitgehend abgekoppeltes und damit sich schützendes Erleben vor.

Üblicherweise geht man in der Traumapsychologie davon aus, dass die peritraumatischen, also die unmittelbaren Traumareaktionen nach etwa sechs Monaten abklingen (Maercker 2013). Dies ist aber bei Verlusttraumata so gut wie nie der Fall, da die Traumareaktionen von den Verlust- und Trauerreaktionen immer wieder getriggert werden und damit über lange Zeit erhalten bleiben. Zu den beschriebenen dissoziativen Traumareaktionen kommen in aller Regel weitere Traumafolgen wie Flashbacks oder eine erhöhte Schreckhaftigkeit. Diese längerfristigen Verlusttrauma-Reaktionen lernen wir in Kapitel 4.2 näher kennen.

## 2.3 Das Verlusttrauma als prolongiertes Monotrauma

In der Psychotraumatologie unterscheiden wir verschiedene Arten von Traumatisierungen. Dies hilft uns, die verschiedenen Traumata mit ihrer unterschiedlichen Dynamik zu verstehen:

- *Monotraumata:* Ein Monotrauma wird durch eine einmalige, zeitlich begrenzte traumatische Erfahrung wie das einmalige Miterleben eines Überfalls oder eines eigenen nicht tödlichen Autounfalls verursacht.
- *Sequenzielle Traumata oder Komplextraumatisierung:* Hier findet über einen längeren Zeitraum eine wiederholte, fortgesetzte Traumatisierung statt, z. B. die wiederholte körperliche Gewalt des alkoholkranken Vaters gegenüber seinen Kindern oder die Folter in einer mehrjährigen Gefangenschaft.

Ein traumatischer Verlust ist in aller Regel zunächst als Monotrauma zu verstehen, weil der eintretende Tod des nahen Menschen ein singuläres, einmaliges Ereignis darstellt. Allerdings endet damit die Traumatisierung nicht, vielmehr wiederholt sich der traumatische Verlust in der immer wieder erlebten Abwesenheit des Verstorbenen. Letztere wird zwar meist nicht mehr so intensiv erlebt wie das Todesereignis selbst, aber sie stellt aufgrund der eingetretenen Vulnerabilität der Hinterbliebenen eine wiederholte Traumatisierung dar. Dazu kommen sekundäre Verluste, etwa die Distanzierung von bisherigen Freunden oder der Verlust der Vollständigkeit der Familie, die wiederum den Verlust aktualisieren und die Verlusterfahrung verlängern. Damit kommen wir zu einer dritten Kategorie, die zwischen dem einfachen Monotrauma und einem sequenziellen Trauma liegt:

- *Verlusttrauma als prolongiertes Monotrauma:* Ein Verlusttrauma ist zunächst meist ein einmaliges, auf einen begrenzten Zeitraum bezogenes traumatisierendes Ereignis; insofern können wir von einem Monotrauma sprechen. Allerdings werden dieses Ereignis und die damit verbundenen Traumareaktionen über längere Zeit, meist bis zu 18 Monate nach dem Ereignis, durch die allmähliche Realisierung der Abwesenheit des nahen Menschen und den einsetzenden Verlustschmerz wiederholt. Deshalb sprechen wir von einem prolongierten Trauma. Auch als Bindungstrauma geht das Verlusttrauma auf die einmalige Erfahrung des Verlassenwerdens zurück, wobei das Verlassensein andauert. Deshalb können wir auch von einem prolongierten Monotrauma des Bindungssystems reden.

*Merke!*

*Ein Verlusttrauma ist als prolongiertes Monotrauma zu verstehen, weil das wiederholte Erleben der realen äußeren Abwesenheit des Verstorbenen den traumatisierenden Verlust erneuert.*

Wir müssen also bei einem Verlusttrauma von einem verlängerten Monotrauma sprechen, das sowohl gegenüber dem Monotrauma (wie dem Erleben eines eigenen Autounfalles) als auch gegenüber dem komplexen Trauma (wie beispielsweise bei über längere Zeit zugefügter Folter) eine eigene Dynamik hat.

## 2.4 Das Verlusttrauma als komplexes Man-involved-Trauma

Eine weitere wesentliche Unterscheidung bei verschiedenen Traumata macht die Psychotraumatologie in Hinblick auf die Verursachung eines Traumas:

- *Non-man-made-Traumata:* Diese Traumata werden nicht von Menschen, sondern von äußeren Ereignissen wie z. B. durch einen Unfall, eine lebensverkürzende Erkrankung, plötzliche medizinisch letale Ereignisse wie einen Herzinfarkt oder durch Naturkatastrophen wie Erdbeben oder Blitzschlag verursacht.
- *Man-made-Traumata:* Die durch Menschen, insbesondere durch Bezugspersonen zugefügten Traumata wie sexuelle oder körperliche Gewalt durch nahe Bezugspersonen, Überfälle, Gewalt und Folter bewirken neben der unmittelbaren Traumatisierung auf der Bindungsebene einen tiefen Vertrauensverlust in Beziehungen. Hier liegt dann meist auch ein sequenzielles Trauma im Bindungssystem vor.

Auch für Verlusttraumata ist die hier angewandte Unterscheidung hilfreich. So sind die traumatisierenden Verluste bei einer Naturkatastrophe wie dem Tsunami an Weihnachten 2004 nicht von Menschen, sondern durch die entfesselten Kräfte der Natur verursacht.

Dabei dürfen wir aber nicht übersehen, dass auch hier – wie bei praktisch allen traumatisierenden Verlusten – Menschen beteiligt sind. So fragen Hinterbliebene nach dem Tsunami, warum es kein Tsunami-Alarmsystem gab oder warum die Hotels so nahe am Ufer gebaut waren. Schließlich überlegen manche Angehörige, ob sie am Tod des nahen Angehörigen nicht mitschuldig sind, weil sie nach Indonesien gefahren waren oder zur Stunde der Katastrophe einen Ausflug an das Meer gemacht hatten. Manche fragen, warum sie ihr kleines Kind in den Flutwellen nicht festhalten konnten, und fühlen sich so unmittelbar schuldig am Tod ihres Kindes.

Insofern sind bei Verlusttraumata aus Sicht der Hinterbliebenen fast immer andere Menschen, oft auch die Hinterbliebenen selbst, involviert, die dieses Trauma kompliziert machen.

- *Verlusttrauma als komplexes Man-involved-Trauma:* Da bei einem Verlusttrauma meist andere, häufig auch die Hinterbliebenen selbst, involviert, oft sogar kausal verursachend beteiligt sind, können wir von einem komplexen Man-involved-Trauma sprechen, bei dem die Beziehung zwischen dem Verstorbenen und dem Hinterbliebenen durch den traumatisierenden Verlust kompliziert wird. Dies bindet die Hinterbliebenen auf eine komplexe, oft unlösbare und destruktive Weise an den Verstorbenen und seine Traumatisierung bei seinem Sterben.

*Merke!*

*Bei traumatisierenden Verlusten ist die direkte kausale oder indirekte Beteiligung von Menschen praktisch immer ein verstärkender und verkomplizierender Faktor. Deshalb können wir von einem komplexen Man-involved-Trauma sprechen.*

Dabei gibt es verschiedene Grade der menschlichen Beteiligung am Verlust bis dahin, dass das Verlusttrauma wie bei einem Mord auch zu einem Man-made-Trauma wird.

Je mehr andere Menschen, der Verstorbene selbst z. B. als Suizidant oder die Hinterbliebenen, am Sterben und Tod beteiligt, mitverantwortlich oder direkt für den Tod des nahen Menschen verantwortlich sind, desto massiver wird der Tod des nahen Menschen als komplexes Man-involved-Verlusttrauma erlebt. Je stärker der Verlust als Man-involved- oder auch als Man-made-Trauma erlebt wird, desto massiver und komplizierter sind die Traumatisierung der Hinterbliebenen und die innere Beziehung zum Verstorbenen, sodass das Verlusttrauma zu einem komplexen Trauma wird.

Wir müssen aber auch den Unterschied zu einem komplexen sequenziellen Man-made-Trauma wie bei sexueller Gewalt oder bei der Folter deutlich machen. Hier gibt es im Unterschied zum Verlusttrauma immer ein ausbeutendes, missbräuchliches, bewusst schädigendes, das Vertrauen vernichtendes Verhältnis zum Opfer, das meist über längere Zeit andauert. Hier wird das Bindungssystem über die Ausbeutung und den Vertrauensmissbrauch massiv und nachhaltig gestört. Bei einem Verlusttrauma wird das Bindungssystem zwar über den plötzlichen Entzug einer wichtigen Bindungsperson und den Abbruch der äußeren Beziehung auch traumatisiert, aber das Wiederfinden einer inneren Beziehung zum Verstorbenen und die Begleitung durch andere Bindungspersonen können das Bindungstrauma mildern. Über die Involvierung von Menschen beim Tod des nahen Menschen wird auch das Bindungstrauma komplex, aber deutlich weniger massiv als bei einem Bindungstrauma durch sexuelle oder körperliche Gewalt über längere Zeit. Hier wird das Bindungssystem durch die Abhängigkeit vom Täter einerseits und das dadurch entstehende Misstrauen gegenüber Menschen andererseits fundamental gestört. Insofern kann man mit aller Vorsicht sagen, dass die Therapie eines komplexen Man-made-Traumas über längere Zeit wie beim sexuellen Missbrauch schwieriger zu behandeln ist als ein prolongiertes Man-involved-Verlusttrauma.

## 2.5 Interventionen: Die Diagnostik der akuten Traumareaktionen

In diesem Schritt, der meist im zweiten Gespräch stattfindet, greifen wir nun die von den Betroffenen berichteten traumatisierenden Erfahrungen in der Verlustsituation und die dabei entstandenen peritraumatischen Reaktionen auf oder thematisieren sie von unserer Seite aus.

- *Benennen oder Erfragen der Traumareaktionen:* Ausgehend von unserem Wissen über die Abläufe des Sterbens und Todes des nahen Menschen, können wir auf verschiedene peritraumatische Erfahrungen wie das Numbing oder die Derealisierung zurückschließen und diese dann entsprechend erfragen oder von uns aus direkt, aber einfühlsam benennen.
- *Anerkennen der Traumareaktionen:* Wir bestätigen die beschriebenen Traumareaktionen als zu einem Verlusttrauma gehörig und validieren sie damit. Wir beschreiben sie als Reaktionen, die versuchen, mit dem Schrecklichen umzugehen.
- *Normalisieren der Traumareaktionen:* Die Traumareaktionen werden in dem Sinne normalisiert, dass ein traumatisierender Tod eines nahen Menschen auch bei anderen Menschen dieselben Reaktionen ausgelöst und bewirkt hätte. Sie werden als allgemein menschliche Reaktionen beschrieben, die wir mit allen Menschen teilen.
- *Angemessenheit der Reaktion würdigen:* Die Traumareaktionen werden als angemessene Reaktion auf das, was mit dem Verstorbenen (!) und mit den Hinterbliebenen geschehen ist, gewürdigt. Sie sind Ausdruck des Schrecklichen und Unbegreiflichen, das dem nahen Menschen und damit den Hinterbliebenen widerfahren ist.

- *Erklären der Traumareaktionen:* Wir beschreiben die Traumareaktionen als unwillkürliche Reaktion des Organismus, die deshalb auch nicht willentlich steuerbar oder kontrollierbar sind. Wir erklären knapp und auf einfache Weise die Reaktionen des Kampf- und Fluchtsystems und des Bindungssystems.
- *Würdigen der Traumareaktionen als Schutz:* Wir beschreiben die Traumareaktionen, insbesondere die Dissoziationen, das Freezing und das Numbing, als Schutzmaßnahme des Organismus: Erstens schützen sie vor der schrecklichen Realität des Verlustes, zweitens dämpfen sie den Verlustschmerz und die intensive Trauer. Dabei sucht der Verlustschmerz über intensive Attacken immer wieder Wege, sich zu zeigen und zu äußern.

  Wir benennen auch die Nebenwirkungen des Schutzes, so z. B., dass die Betäubung auch die innere Nähe und die Liebesgefühle zum Verstorbenen dämpfen oder verhindern können.
- *Wahrnehmen, Annehmen und Geltenlassen der Traumareaktionen:* Wir laden die Hinterbliebenen ein, die Traumareaktionen immer wieder genau wahrzunehmen und sie in einem Trauma-Trauer-Tagebuch auch schriftlich zu beschreiben und festzuhalten. Wir bitten die Hinterbliebenen, nicht gegen die Traumareaktionen zu kämpfen, sondern sie anzunehmen, mit ihnen zu gehen und sie damit gelten zu lassen.
- *Öffnen der Traumareaktionen für Veränderung und Transformation:* Wir achten darauf, dass wir die Traumareaktionen und -folgen nicht festschreiben, sondern sie als veränderbar und sich selbst verändernd beschreiben. Die Traumareaktionen werden allmählich zurückgehen und sich lösen, sodass die Betroffenen sich wieder frei und wieder mehr sich selbst fühlen werden. Allerdings werden dann auch – entgegen den Erwartungen der Betroffenen und der sozialen Umwelt – der Verlustschmerz und die Trauer intensiver.
- *Vorbereitung auf die nächsten Prozesse:* Wir bereiten die Hinterbliebenen vorsichtig darauf vor, dass der Verlustschmerz und die Trauer zunächst intensiver und schmerzlicher werden. Wir benennen beide nun intensiver werdenden Gefühle als Ausdruck der schmerzenden Liebe zum Verstorbenen. Wir stellen auch in Aussicht, dass mit der Trauer, die abfließen wird, zugleich auch die Liebes- und Beziehungsgefühle und damit die innere Beziehung zum Verstorbenen klarer und stärker werden.

# 3 Das bipersonale Verlusttrauma – Das Trauma des Verstorbenen und das Trauma der Hinterbliebenen

**Fallbeispiel 3: Wie die tödlichen Verbrennungen der Tochter unendlich schmerzen**

Die 17-jährige Tochter verabschiedet sich fröhlich von ihren Eltern. Stunden später stehen die Polizei und ein Notfallseelsorger vor der Haustüre und teilen ihnen mit, dass ihre Tochter tödlich verunglückt ist. Sie war im Übermut auf eine Lokomotive gestiegen und wurde dann vom elektrischen Lichtbogen verbrannt. Die Eltern fragen sich immer wieder, was ihre Tochter in ihren letzten Sekunden erlebt und ob sie gelitten hat. Sie leiden mit ihr und ihren Verbrennungen. Sie wollen die Gedanken, wie sich die Verwundungen für ihre Tochter anfühlen, nicht zulassen, und dennoch drängen sie sich immer wieder auf. Das mögliche Leiden ihrer Tochter bei der Verbrennung ist für die Eltern unerträglich, und beide leiden grenzenlos und verschmelzend mit ihrer Tochter. Ihr ganzes Denken und Fühlen drehen sich um ihre Tochter, um ihren Tod durch die Verbrennung und die vorgestellten Bilder von der Verbrennung, die sich immer wieder aufdrängen. Auch die Tatsache, dass ihre Tochter nicht mehr leben darf und das zukünftige Leben nicht mehr erleben kann, lässt bei den Eltern immer wieder Entsetzen und intensives Mitleiden aufflammen.

**Fallbeispiel 4: Der Säugling im Brutkasten darf nicht leben**

Der Säugling kommt mit vielen Komplikationen zu früh zur Welt. Die Eltern sehen den Jungen im Brutkasten an vielen Schläuchen und medizinischen Apparaturen angeschlossen. Sie spüren ein tiefes Mitgefühl für ihren Jungen, ihn so hilflos um sein Leben ringen zu sehen. Sie stellen sich auch bildlich vor, wie die notwendigen medizinischen Eingriffe vorgenommen werden und wie ihr Junge dabei leidet. Nach fünf Tagen stirbt der Junge. Nach einem halben Jahr drängen sich den Eltern immer wieder die Bilder vom hilflosen kleinen Säugling im Brutkasten auf. Die Mutter sagt: »Mein kleines Kind so leiden zu sehen, ist das Schrecklichste, was ich erlebt habe.« Und der Vater ergänzt: »Die Bilder von unserem Jungen an diesen Schläuchen und Apparaten sind auch heute noch kaum auszuhalten.«

Worin unterscheidet sich nun eine Traumatisierung durch einen traumatischen Verlust von anderen Traumatisierungen? Anders gefragt: Was ist das Spezifische eines Verlusttraumas? Diese Frage können wir am besten aus einer systemischen und hypnosystemischen Perspektive beantworten. Für Nichtbetroffene ist die Antwort auf diese Frage vielleicht verstörend, zumindest aber überraschend, für die Hinterbliebenen selbst ist die Antwort sofort klar und eindeutig:

Wenn wir die Beziehungsperspektive einnehmen, dann ist aus Sicht der Hinterbliebenen der Verstorbene der eigentlich Traumatisierte. Das wird auch an den beiden obigen Fallbeispielen im Erleben der Eltern sehr deutlich. Die beiden Eltern fühlen intensiv mit ihrer Tochter und ihren Verbrennungen und sind mit ihren Gedanken ganz bei der Tochter. Ihre eigene Traumatisierung ist wegen der Dissoziation nicht zugänglich und für sie auch völlig nebensächlich. Stattdessen leiden sie am und mit dem tödlichen Trauma ihrer Tochter. Auch das sichtbare Ausgeliefertsein ihres kleinen Jungen als Säugling ruft bei beiden Eltern ein tiefes Mitgefühl bis zur Identifikation hervor. Dieses – schließlich vergebliche – Mitleiden wird durch den Tod des Jungen tief in das emotionale Gehirn eingeschrieben. Das zeigt sich auch in den belastenden Bildern, von denen sie sich aus Loyalität zu ihrem verstorbenen Sohn auch nicht distanzieren wollen.

## 3.1 Das Verlusttrauma als bipersonales Trauma

Wenn wir also die Dynamik eines Verlusttraumas richtig verstehen wollen, müssen wir von einer doppelten Traumatisierung ausgehen:

- *Trauma des Verstorbenen:* Aus Sicht der Hinterbliebenen ist der Verstorbene der eigentlich Traumatisierte, weniger sie selbst. Der nahe verstorbene Mensch hat das größte Trauma erlitten, nämlich das Trauma des Sterbens und des Todes. Er hat die größte Verwundung und Ohnmacht, nämlich die des Todes erlebt. Die Liebe und die Loyalität zum Verstorbenen stellen seinen Tod als das eigentliche Trauma in das Zentrum des Erlebens. Die Hinterbliebenen haben entweder dieses Trauma direkt miterlebt oder aber sie stellen es sich vor, oft bis in kleinste Details. So stellt sich die Mutter eines 17-jährigen Sohnes vor, wie dieser auf den Gleisen steht, den Zug erwartet und dann von diesem erfasst wird. Immer wieder drängt sich dieses Bild von den letzten Sekunden ihres Sohnes auf. Wie diese Mutter blicken die Hinterbliebenen von sich weg auf das Trauma des Verstorbenen. Aus dem Mitgefühl für diesen so traumatisierten nahen Menschen wird dessen Trauma schließlich auch zu einem übernommenen eigenen Trauma.

> *Merke!*
>
> *Für die Hinterbliebenen ist der Verstorbene der eigentlich Traumatisierte, nicht sie selbst. Die Loyalität zum Verstorbenen stellt das Trauma seines Sterbens und Todes in das Zentrum des Erlebens von Hinterbliebenen.*

- *Trauma der Hinterbliebenen:* Auch wenn für die Hinterbliebenen das Trauma des Verstorbenen im Vordergrund steht, sind sie doch durch die Erfahrungen des Schrecklichen, der Vernichtung des nahen Menschen, der erlebten Todesnähe und der eigenen totalen Ohnmacht wie in den vorangegangen Kapiteln beschrieben auch selbst traumatisiert. Das eigene Trauma der Hinterbliebenen ist ihnen aber meist kaum zugänglich, weil der Verlust und das Trauma des Verstorbenen im Vordergrund stehen. Zudem führen die dissoziativen Reaktionen dazu, dass die eigene Traumatisierung nicht unmittelbar gefühlt werden kann. Intensive Verlustschmerz-Attacken durchbrechen den Schutz der Dissoziation immer wieder und lassen über die schmerzende Trauer den Verlust als Verlust, nicht aber als eigene Traumatisierung bewusst werden.

In einem Verlusttrauma erleben die Betroffenen also ein doppeltes Trauma: das Trauma des Verstorbenen, das sie zugleich über verschiedene Prozesse auch als eigenes Trauma erleben, und eben das eigene Trauma der überwältigenden Ohnmacht und Hilflosigkeit.

Deshalb möchte ich dieses zweifache Trauma als bipersonales Verlusttrauma bezeichnen. Dementsprechend müssen wir dann auch eine doppelt angelegte, nämlich bipersonale Traumatherapie für den Verstorbenen (!) und für die Hinterbliebenen durchführen.

> *Merke!*
>
> *Das Verlusttrauma besteht aus einem zweifachen Trauma: aus dem Trauma des Verstorbenen und dem Trauma der Hinterbliebenen. Wir sprechen von einem bipersonalen Verlusttrauma, wobei das Trauma des Verstorbenen im Erleben der Hinterbliebenen Vorrang besitzt.*

## 3.2 Das Trauma des Verstorbenen – Das Zentrum des Verlusttraumas

Schauen wir uns das Trauma des Verstorbenen noch einmal genauer an, damit wir die Perspektive der Hinterbliebenen und ihre Betroffenheit über das Trauma des Verstorbenen besser verstehen können.

Das Trauma des Verstorbenen hat je nach Verlustsituation verschiedene Facetten:

- *Das Leiden des nahen Menschen beim Sterben:* Das Trauma des Verstorbenen wird für die Hinterbliebenen einfühlbar über ein tatsächliches oder vorgestelltes Leiden beim Sterben des nahen Menschen. Insbesondere eine körperliche Entstellung wie bei einem Unfall oder bei einem gewaltsamen Suizid machen das Leiden und damit die Traumatisierung des Verstorbenen sichtbar.

  Je massiver der nahe Mensch tatsächlich oder vorgestellt bei seinem Tod gelitten hat, desto stärker wird dies als sein Trauma erlebt, und desto intensiver leiden die Hinterbliebenen mit dem Verstorbenen und seinem Trauma. Für Hinterbliebene ist deshalb die Frage, ob und wie der Verstorbene vor seinem Tod gelitten hat, sehr zentral.
- *Berauben des Lebens und der damit verbundenen Lebensmöglichkeiten:* Für die Hinterbliebenen besteht die Traumatisierung durch den Tod des nahen Menschen in dem abrupten, oft gewaltförmigen Abbruch seines Lebens. Der nahe Mensch wird seines Lebens und der damit verbundenen zukünftigen Lebensmöglichkeiten beraubt. Er kann und darf nicht weiterleben, sich entfalten und seine Lebensmöglichkeiten entwickeln. Dies ist besonders beim Tod von Kindern sehr deutlich, deren mögliche Lebenszukunft einen großen Raum hätte, aber viel zu früh brutal abgebrochen wird. Hinterbliebene erleben dieses Beenden und Vernichten des Lebens und der Lebensträume als massives Trauma der Verstorbenen.
- *Das Sterben als größte Traumatisierung:* Jede Traumatisierung stellt sich als körperliche oder psychische Verwundung dar, die den anderen verletzt und in seinem Leben gefährdet. Trifft nun der Tod einen nahen Menschen, wird dies als maximal mögliche Verletzung, nämlich als eine zum Tode führende Verletzung

verstanden. Sehr deutlich wird diese größtmögliche Traumatisierung beim Tod durch Katastrophen, bei einem Verlust von Kriegskameraden oder durch die Ermordung des nahen Menschen. Ein Vater stellt sich immer wieder in Einzelheiten vor, wie seine Tochter von ihrem Mörder misshandelt und schließlich erwürgt wurde. Ihr Tod wird durch die größtmögliche vorstellbare Traumatisierung, nämlich durch die grausame Ermordung verursacht. Bei Soldaten stellt neben der eigenen Bedrohung z. B. durch Beschuss gerade der miterlebte, meist brutale Tod eines Kameraden die massivste Traumatisierung dar.

- *Der Tod als größte Ohnmachtserfahrung:* Die Leblosigkeit des nahen Menschen zeigt, wie ohnmächtig der Verstorbene und die Hinterbliebenen sind. Der Verstorbene kann nicht mehr reden, sich nicht mehr bewegen und nicht mehr atmen. Ebenso wenig können die Angehörigen noch etwas für den nahen Menschen tun. Diese massive Ohnmachtserfahrung wird meist dadurch ein wenig gemildert, dass der Verstorbene im Sarg ruhig schlafend und friedlich aussieht. Dennoch bleibt die Ohnmacht des Verstorbenen als Grunderfahrung jeder Traumatisierung bei einem schweren Verlust bestehen.
- *Der Tod als Erfahrung von Schutzlosigkeit und Verwundbarkeit:* Gerade bei dem Tod von Kindern wird wie im obigen Fallbeispiel 4 deutlich, was für alle verstorbenen nahen Menschen gilt, nämlich dass es keinen ganz sicheren Schutz gibt und dass jeder Mensch verletzlich und verwundbar ist. Das Verlusttrauma zeigt, dass der verstorbene geliebte Mensch – wenn auch nur für Augenblicke – der Übermacht des Todes ausgesetzt war und die Hinterbliebenen ihn nicht schützen konnten. Genau dieses aber ist für viele Hinterbliebene ein großer Schmerz, dass sie ihren nahen Menschen seiner Schutzlosigkeit preisgeben mussten. Der verstorbene nahe Mensch hatte keine Möglichkeit, diesem Vernichtungsgeschehen zu entkommen oder sich zu wehren. Hier wird noch einmal die Totalität der Ohnmacht des Verstorbenen, die dann auch als Ohnmacht des Hinterbliebenen erlebt wird, deutlich.
- *Ausgeliefertsein an die Vernichtungsmacht und die Sinnlosigkeit des Todes:* Aus Sicht der Hinterbliebene ist der Verstorbene nicht nur an die Vernichtungsmacht des Todes, sondern auch an die oft absurden Zufälle beispielsweise eines Unfalls ausgeliefert. Der Tod des nahen Menschen lässt sich meist nicht begreifen

und verstehen, weil seine Art des schrecklichen Sterbens ebenso sinnlos erscheint wie sein Tod selbst. Der verstorbene nahe Mensch ist an die Sinnlosigkeit, in der sich die Bodenlosigkeit des Nichts zeigt, ausgeliefert. Die Sinnlosigkeit reißt den nahen geliebten Menschen aus allen verstehbaren Zusammenhängen und Kontinuitäten.

- *Einsamkeit des nahen Menschen bei seinem Tod:* Eine weitere intensive Traumatisierung des nahen Menschen erleben Hinterbliebene, wenn sie beim Sterben nicht dabei sein konnten und vermuten müssen, dass er bei seinem Sterben sich einsam und verlassen fühlte. Der verstorbene nahe Mensch konnte die Hinterbliebenen in seiner schlimmsten Stunde nicht erreichen, und auch die Hinterbliebenen konnten nichts tun, um ihm in seinem schrecklichsten Moment nahe zu sein.
- *Suizid als Selbsttraumatisierung:* Eine besondere Form der Traumatisierung des Verstorbenen liegt aus Sicht der Hinterbliebenen bei einem Suizid des nahen Menschen vor (Paul 2012; Wagner u. Hofmann 2020). Hier fügt sich der Suizidant selbst das größtmögliche Trauma, nämlich das der Tötung zu, auch wenn dieser selbst seinen Suizid z. B. als Befreiung von einer Depression versteht. Die Selbsttraumatisierung wird besonders bei den so genannten harten Suizidmethoden wie dem Erhängen, Erschießen oder beim Schienensuizid deutlich. In der Selbsttraumatisierung richtet der Suizidant die Vernichtungsaggression verletzend und verwundend gegen sich selbst. Hinterbliebene sagen oft, dass sie nicht begreifen können, dass der nahe Mensch sich so etwas wie den Suizid antut.

Je mehr der hier genannten Aspekte bei dem traumatischen Sterben eines nahen Menschen zusammentreffen, desto stärker wird das Trauma des Verstorbenen als sein Trauma erlebt.

## 3.3 Empathie, Identifikation und Internalisierung – Wie das Trauma des Verstorbenen zu den Hinterbliebenen kommt

Das Trauma des Verstorbenen bleibt nun nicht beim Verstorbenen, sondern wird über zwei Wege auch zum übernommenen Trauma der Hinterbliebenen:

- *Von Empathie bis zu Identifikation mit dem Trauma des Verstorbenen und Mitgefühl für das Trauma des Verstorbenen:* In der Empathie gehen die Hinterbliebenen zum nahen Menschen in seiner Traumatisierung. Sie fühlen sich emotional in den nahen Menschen hinein und sind mit ihrem Mitgefühl ganz bei ihm und seiner Traumatisierung. So sind die Eltern im obigen Fallbeispiel 3 bei den Verbrennungen ihrer Tochter und spüren sie am eigenen Körper als eigenen Schmerz. Je massiver das Trauma des Verstorbenen und je intensiver die Liebe zum Verstorbenen, desto weiter reicht das Mitgefühl für den Verstorbenen mit seinem Trauma. Das geht oft bis zur Identifikation mit dem nahen Menschen und seiner Traumatisierung.
- *Internalisierung des Traumas des Verstorbenen*: In einer zweiten emotionalen Bewegung nehmen die Hinterbliebenen die Traumatisierung zu sich in das eigene Erleben und in den eigenen Körper. Sie machen sich das Trauma über den und im eigenen Körper zu eigen, und so wird es zu einem eigenen Trauma. Am und im eigenen Körper wird die Traumatisierung des Verstorbenen als körperliche Verwundung schmerzend erlebt. Damit wird das Trauma des Verstorbenen über die mitfühlenden Empfindungen verkörpert, also »embodied«. Auch der Verstorbene selbst wird durch die Internalisierungsprozesse mitsamt (!) seinem Trauma zu einem Ego-State in den Hinterbliebenen.

Sowohl die Prozesse der empathischen Identifikation als auch der übernehmenden Internalisierung geschehen zunächst ganz spontan, unwillkürlich und anfangs auch unbewusst insbesondere auf der Körperebene und werden z. B. über die Spiegelneuronen (vgl. folgender Exkurs) vermittelt. Insofern gibt es für die Hinterbliebenen keine andere Wahl, als das Trauma des nahen Menschen durch Identifikation und Internalisierung zu übernehmen.

Aber Hinterbliebene wollen aus Liebe auch ganz bewusst die Traumatisierung des nahen Menschen genau kennen. So befragen sie z. B. Ärzte oder Rettungskräfte sehr genau, wie der nahe Mensch sein Sterben erlebt hat, insbesondere ob er bei seinem Sterben gelitten hat. Hinterbliebene tun dies aus Liebe zum Verstorbenen, und so ist für sie die Identifikation mit dem Trauma und die Internalisierung des Traumas des Verstorbenen immer ein Dienst der Liebe, auch wenn für sie selbst damit das Trauma des Verstorbenen wie in den obigen Fallbeispielen zu einer Belastung wird. In der Arbeit mit den Hinterbliebenen müssen wir deshalb diesen Liebesdienst der Internalisierung und der Identifikation unbedingt anerkennen und würdigen. Beachten wir die Loyalität auch gegenüber dem Trauma des Verstorbenen nicht, gerät der Hinterbliebene in einen schweren Loyalitätskonflikt. Wie wir die Loyalität zum Trauma des Verstorbenen heilsam transformieren können, sehen wir in Kapitel 8 und 11.

> *Merke!*
> *Die Übernahme des Traumas des Verstorbenen ist ein Dienst der Liebe der Hinterbliebenen für den Verstorbenen und muss als Liebesdienst gewürdigt werden.*

Exkurs:

**Spiegelneuronen, Mentalisierung und Mitgefühl**

Spiegelneuronen sind Nervenzellen, die im Gehirn während der Betrachtung eines externen Vorgangs die gleichen Potenziale auslösen, wie sie entstünden, wenn dieser Vorgang nicht nur passiv betrachtet, sondern aktiv durchgeführt oder selbst gefühlt würde (Gallese, Bertram u. Buccino 2011). Dies gilt nicht nur für einfache Handlungsabläufe, sondern auch für das emotionale Nachvollziehen der Gefühle von anderen beobachteten Menschen, z. B. deren Schmerz. Deshalb sind die Spiegelneuronen die entscheidende neuronale Basis für die Fähigkeit der Empathie, insbesondere einer spontanen, oft unbewussten Empathie. Dieses Spiegelneuronensystem ist bei nahen Menschen und besonders bei deren Bedrohung oder Verletzung überaus aktiv und vermittelt so – zunächst unwillkürlich und daher unbewusst – ein tiefes Mitfühlen mit dem Schmerz der anderen (!). Dies geschieht im anterioren cingulären Cortex, der für uns zunächst den eigenen Schmerz, dann aber auch den Schmerz der anderen abbildet. Die Spiegelneuronen in dieser Gehirnregion sind also am eigenen Schmerzerleben auf die Wahrnehmung des Schmerzes von anderen (!) geeicht.

Dazu kommt nun auch die früh als Kind eingeübte Fähigkeit zur Mentalisierung (Fonagy u. Gergely 2015), die durch das Sterben und den Tod eines nahen Menschen ebenfalls automatisch aktiviert wird. Über die Mentalisierung können wir die Gefühle, die inneren Zustände und Motive eines anderen Menschen zunächst intuitiv, dann aber auch reflektiert erschließen. Wir »wissen« über die Identifikation und die Parallelisierung des eigenen Erlebens mit dem Erleben anderer, wie es diesen in einer bestimmten Situation ergehen »muss«. Da wir diese Fähigkeit schon ab dem 3. bis 4. Lebensjahr lange Zeit eingeübt und über die Rückmeldungen unserer Bezugspersonen überprüft haben, ist unsere Mentalisierung im Normalfall sehr valide. Deshalb wissen Hinterbliebene in aller Regel sehr genau, wie es ihrem nahen Menschen, den sie auch sehr gut kennen, in seiner Sterbesituation gehen musste.

Die Prozesse der empathischen Identifikation und der übernehmenden Internalisierung des Traumas des Verstorbenen wird in der folgenden Abbildung gezeigt.

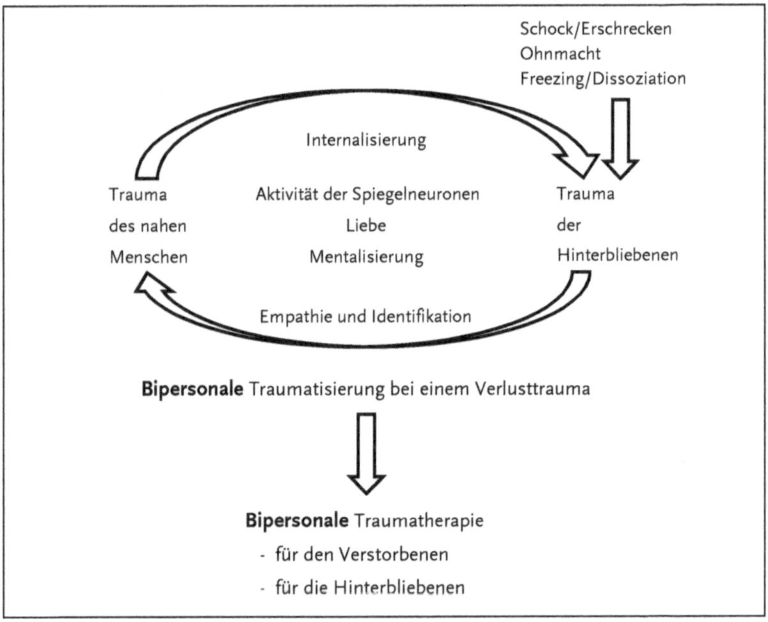


*Abb. 1: Die bipersonale Traumatisierung bei einem traumatisierenden Verlust und die Prozesse der empathischen Identifikation und der übernehmenden Internalisierung*

## 3.4 Die Traumatisierung der Beziehung zum Verstorbenen

Haben wir bisher das Trauma des Verstorbenen und der Hinterbliebenen dargestellt, kommen wir nun zu einer dritten Traumatisierung.

Ein Verlusttrauma verändert meist auch die *Beziehung* zum Verstorbenen massiv und fundamental, denn auch die Beziehung zum Verstorbenen wird in aller Regel in unterschiedlicher Weise traumatisiert. So müssten wir eigentlich von einer dreifachen Traumatisierung sprechen, nämlich von der Traumatisierung des Verstorbenen, des Hinterbliebenen und der Beziehung zu ihm. Diese Traumatisierung der Beziehung hat folgende Aspekte:

- *Unterbrechung der inneren Beziehung durch die Vernichtungserfahrung:* Viele Hinterbliebene erleben die traumatisierende äußere Vernichtung des nahen Menschen zunächst auch auf der Beziehungsebene als innere Vernichtung des nahen Menschen, durch die ihnen der verstorbene nahe Mensch gänzlich entrissen wird und er nicht mehr zu spüren ist. Zudem ist das innere Objekt durch das Freezing und Numbing häufig anfangs dissoziiert, weshalb die innere Beziehung selbst vernichtet zu sein scheint. Viele Hinterbliebene erleben den nahen Menschen auch aus ihrem Herzen gerissen oder als eine Leerstelle im Inneren.

  Wir können den Hinterbliebenen allerdings versichern, dass die Liebe, wissenschaftlich ausgedrückt, das Bindungssystem, den verstorbenen nahen Menschen ganz sicher bewahrt, auch wenn er zunächst durch die Traumareaktionen als inneres Gegenüber nicht erreichbar ist.
- *Traumabedingte Blockade der inneren Beziehungsgefühle zum Verstorbenen:* Die beschriebenen peritraumatischen Reaktionen des Freezings, des Numbings und der Dissoziation dämpfen zwar den Verlustschmerz, oft aber auch die Beziehungsgefühle zum Verstorbenen. Sodass wie in Fallbeispiel 5 in Kapitel 4 die Hinterbliebenen zunächst weder den Verstorbenen noch die Beziehung zu ihm spüren. Sehr häufig werden die Beziehungsgefühle auch durch Flashbacks und die Gefühle von Entsetzen und Erschrecken konterkariert. Auch hier können wir den Hinterbliebenen zusichern, dass es die Beziehungsgefühle gibt und wir sie beim Spüren dieser Gefühle und damit beim Wiederfinden der inneren Beziehung unterstützen.
- *Blockade der inneren Beziehung durch Ungeklärtes und Ungelöstes in der Beziehung zum Verstorbenen:* Weil das Verlusttrauma meist plötzlich und unerwartet eintritt, können offene und ungeklärte Beziehungsthemen nicht mehr besprochen und ge-

klärt werden. Diese Möglichkeit ist den Hinterbliebenen ganz unerwartet, manchmal auch brutal genommen. Zugleich wird das Ungeklärte und Ungelöste durch das Verlusttrauma in das Bindungssystem eingebrannt. Sehr häufig tauchen dann die unerledigten Themen als Flashbacks oder in Gedankenkreiseln immer wieder unerwartet und unwillkürlich auf und belasten die Hinterbliebenen schwer.

- *Blockade durch traumabedingte Überlebensschuld und Schuldgefühle:* Die Diskrepanz zwischen dem traumatischen Sterben eines nahen Menschen und dem eigenen Weiterleben lässt bei den meisten Hinterbliebenen ein Gefühl der Überlebensschuld entstehen. Je massiver die Traumatisierung des Verstorbenen erlebt wird, desto stärker ist die eigene Überlebensschuld. Immer wieder taucht bei Hinterbliebenen die Frage auf, ob sie den Tod und das traumatische Sterben nicht verhindern oder doch wenigstens hätten mildern können. Oft gibt es auch Selbstvorwürfe, z. B. dass die eigene Unachtsamkeit doch mitverantwortlich für Sterben und Tod des nahen Menschen ist. Deshalb entstehen in einem Verlusttrauma sehr häufig auch Schuldgefühle, die oftmals keine reale Mitverantwortung am Tod des nahen Menschen spiegeln. Immer wieder gibt es allerdings bei traumatischen Verlusten, beispielsweise bei Unfällen, eine reale Mitverantwortung und damit ein begründetes Gefühl der Schuld bei den Hinterbliebenen gegenüber dem Verstorbenen. So sind die Eltern nur einen Augenblick unachtsam, während ihre Tochter bei einem Ausflug an der spanischen Steilküste verschwindet, abstürzt und im Meer ertrinkt. Die Eltern sind also mitverantwortlich, auch wenn man rational sagen kann, dass dies jedem passieren könnte. Aber angesichts der Folgen haben die beiden Eltern ein immenses, alles beherrschendes Schuldgefühl ihrer Tochter gegenüber. Diese reale Mitverantwortung wird als intensives Schuldgefühl durch die bipersonale Traumatisierung in das Bindungssystem eingebrannt. Das Schuldgefühl und die nicht mehr zu verändernde Mitverantwortung dringen immer wieder wie Flashbacks als emotionale Einbrüche ins Bewusstsein und werden dann ihrerseits zu Triggern für Traumabilder und -erinnerungen. So binden die Schuldgefühle die Hinterbliebenen an die Traumatisierung des Verstorbenen und an sein Sterben.

Die Gefühle der Überlebensschuld, der vorgestellten Schuld und der realen Mitverantwortung stellen einerseits eine nahe, oft übermäßig bindende Beziehung zum Verstorbenen her, blockieren langfristig aber zugleich eine freie, nahe Beziehung.

*Merke!*

*Die Traumatisierungen bei einem schweren Verlust verstärken Schuldgefühle. Schuldgefühle und eine mögliche reale Mitverantwortung binden an das Trauma und triggern das Verlusttrauma immer wieder. Damit verhindern die Schuldgefühle eine nahe und zugleich freie Beziehung zum Verstorbenen.*

- *Blockade durch traumabedingte Wut und Aggression:* Bei einem Verlusttrauma entstehen durch die Aktivierung des Kampfreflexes über den Sympathikus auch Aggression und damit Gefühle von Zorn und Wut. Die Aggression kann sich gegen den Verstorbenen (insbesondere bei einem Suizid), gegen andere Beteiligte oder andere Mitverantwortliche, aber auch gegen sich selbst richten. In der Wut und im Zorn wehren sich die Hinterbliebenen gegen die Realität des Verlusttraumas und der bleibenden Abwesenheit des nahen Menschen. Die Wut richtet sich gegen diese endgültigen Realitäten, immer noch mit der impliziten Absicht, diese Realitäten verändern zu können. Manche Hinterbliebenen, insbesondere Männer, bleiben im wütenden, freilich vergeblichen Kampf gegen das Verlusttrauma stecken. Wie bei den Schuldgefühlen bindet die Wut an die Traumatisierung des nahen Menschen und an sein Sterben, zugleich blockiert sie auch die Beziehung zu ihm.
- *Mehrfache Traumatisierung der Beziehung durch einen Suizid:* Die innere Beziehung zum nahen Menschen ist durch dessen Suizid in mehrfacher Weise für die Hinterbliebenen massiv verletzt und traumatisiert. Zunächst gilt es aber noch einmal festzuhalten, dass der Suizidant ein selbsttraumatisierender Traumatisierter ist und er in aller Regel nicht absichtlich die Hinterbliebenen und die Beziehung zu ihnen verletzen und traumatisieren wollte (Paul 2012; Wagner u. Hofmann 2020). Vielmehr handelt er, wie die Analyse von Abschiedsbriefen zeigt, allermeist aus einer inneren Verzweiflung und einer inneren unausweichlichen Notwendigkeit, den Suizid zu vollziehen.

Dennoch erleben die Hinterbliebenen ihre Beziehung massiv verletzt, gestört oder in Frage gestellt oder zumindest als zunächst unterbrochen. Sie fragen auch immer wieder, ob der Suizidant absichtlich, verbunden mit einer Botschaft wie beispielsweise einer Schuldzuweisung, die innere Beziehung verletzen und stören wollte. Schließlich fühlen sich die Hinterbliebenen durch den Suizid selbst angegriffen und verletzt.

- *Aber auch: Intensivierung der Bindung:* Bei den eben beschriebenen belastenden Auswirkungen eines traumatischen Verlustes, insbesondere eines Suizids, auf die innere Beziehung zum Verstorbenen, dürfen wir nicht übersehen, dass der schwere Verlust eines nahen Menschen die innere Beziehung zu ihm nicht nur traumatisiert, sondern über das Mitgefühl und Mitleiden stärkt und intensiviert. Allerdings ist auch dies ambivalent: Die im Verlusttrauma massiv verstärkte und intensivierte Beziehung kann auch eng und übermäßig bindend und damit als einengend oder langfristig als lebensbehindernd erlebt werden.

> *Beachte!*
>
> *Ein traumatischer Verlust intensiviert die Bindung und Beziehung zum Verstorbenen, aber blockiert oder belastet diese auch. Deshalb muss die Arbeit an einem Verlusttrauma immer auch eine klärende und transformierende Beziehungsarbeit umfassen.*

Wir werden dann in Kapitel 8 die heilsame Arbeit an der inneren Beziehung, die eben auch traumatisiert ist, kennenlernen.

## 3.5 Grundsätze der bipersonalen Verlusttrauma-Therapie

Wie beschrieben setzt sich ein Verlusttrauma aus den beiden Traumata des Verstorbenen und der Hinterbliebenen als bipersonales Trauma sowie der Traumatisierung der inneren Beziehung zusammen. Daraus ergibt sich als notwendige Konsequenz, dass wir zunächst eine bipersonale Traumatherapie brauchen, nämlich eine Traumatherapie für den Verstorbenen und für den Hinterbliebenen selbst und schließlich drittens auch eine Traumatherapie für die traumatisierte Beziehung zum Verstorbenen. Würden wir nur das Trauma der Hinterbliebenen bearbeiten, würden wir gegen die zentrale Kraft in einem Verlusttrauma, nämlich gegen die Loyalität verstoßen.

*Beachte!*

*Wenn wir von dem Verstorbenen als Objekt der Traumatherapie reden, meinen wir genauerhin den Ego-State des Verstorbenen, also die internalisierte und vorgestellte Gestalt des nahen Menschen. Abgekürzt rede ich von dem Verstorbenen. Dies entspricht auch dem Erleben der Hinterbliebenen, die den Ego-State des Verstorbenen als sich real anfühlende, innere Person erleben.*

Das Grundprinzip der bipersonalen Verlusttrauma-Therapie lautet: Der Verstorbene und seine Traumatisierung haben Vorrang vor der Traumatherapie für die Hinterbliebenen. Wir bearbeiten also das Trauma des Verstorbenen vor dem Trauma der Hinterbliebenen, wobei dieser Prozess oft eng mit der Traumatherapie für die Hinterbliebenen verwoben ist.

*Beachte!*

*Für die Transformation eines Verlusttraumas brauchen wir eine bipersonale Traumatherapie für den Verstorbenen und die Hinterbliebenen sowie eine Traumatherapie der inneren Beziehung. Vorrang hat dabei die Traumatherapie für den Verstorbenen nach dem Grundsatz »Trauma des Verstorbenen first«.*

Diesen Grundsatz realisieren wir gleich zu Beginn einer Verlusttrauma-Beratung oder Verlusttrauma-Psychotherapie, indem wir schon in der Begrüßung unser Mitgefühl für den Verstorbenen an erster Stelle und dann erst unser Mitgefühl für die Hinterbliebenen aussprechen. Dann stellen wir im Erstgespräch den Verstorbenen und sein Trauma in den Mittelpunkt, indem wir einfühlsam, aber sachlich nach den Umständen und Vorkommnissen beim Sterben des nahen Menschen, nach der Art seines Sterbens und seines Todes fragen. Damit signalisieren wir schon früh, dass der Verstorbene und seine Traumatisierung im Zentrum stehen.

Auch die im Kapitel 5 beschriebene Stabilisierungsarbeit stellt den Verstorbenen und die innere Beziehung zu ihm zunächst in den Vordergrund. Wenn Hinterbliebene im Rahmen der Stabilisierungsarbeit konkrete, meist ritualisierte Aufgaben wie den Grabbesuch oder das Sammeln von Erinnerungsfotos durchführen, tun sie das immer für den Verstorbenen und die Beziehung zu ihm. Alles, was in der Stabilisierungsarbeit für den Verstorbenen getan wird, hat schon die Therapie seines Traumas im Blick. Das ist der radikal neue und andere Ansatz einer bipersonalen Traumatherapie und der Therapie der traumatisierten inneren Beziehung nach einem Verlusttrauma, den wir dann in den Kapiteln 6 bis 11 entfalten.

## 3.6 Interventionen: Die Vertragsarbeit bei einem Verlusttrauma – Fünf Einladungshorizonte

Damit die Verlusttrauma-Beratung und die Verlusttrauma-Psychotherapie von traumatisierten Hinterbliebenen eine klare Richtung bekommen und damit auch Zuversicht und Hoffnung vermittelt werden können, brauchen wir Ziele für den Gesamtprozess und daraus abgeleitet jeweils Teilziele für die einzelnen Sitzungen. Dies sind nun keine genau definierbaren Verhaltensziele, vielmehr Zielhorizonte, in die hinein wir die Hinterbliebenen einladen und begleiten. Ich nenne sie deshalb Einladungshorizonte.

> *Beachte!*
>
> *Die beraterische und psychotherapeutische Arbeit mit Hinterbliebenen nach einem traumatisierenden Verlust braucht fünf Einladungshorizonte, die ihr eine Richtung verleihen.*

Beim Gespräch mit den traumatisierten Hinterbliebenen über mögliche Zielhorizonte einer gemeinsamen Zusammenarbeit muss unbedingt gewürdigt werden, dass diese durch den traumatischen Verlust und Tod des geliebten Menschen erzwungen sind. Wir benennen auch, dass die bevorstehende Arbeit am Trauma des Verlustes und an der bleibenden Abwesenheit des nahen Menschen sehr schmerzlich, aber doch nötig und hilfreich ist. Der praktisch immer vorhandene Wunsch, das traumatische Geschehen rückgängig zu machen und den Verstorbenen wieder lebendig zurückzuhaben, wird als sehr verständlich akzeptiert.

Dann lassen sich fünf Zielhorizonte mit den Trauernden vereinbaren:

- *Einladungshorizont des Über- und Weiterlebens:* Nach dem traumatisierenden Tod eines nahen Menschen geht es in den ersten sechs bis neun Monaten nach dem Verlust schwerpunktmäßig zunächst um das Aushalten des Schrecklichen und um das

Überleben und Weiterleben. Deshalb bieten wir zunächst eine beziehungsorientierte Stabilisierungsarbeit an. Häufig wird im ersten Gespräch nur dieser erste Einladungshorizont als Vertragsangebot genannt, z. B. für die Eltern im Fallbeispiel 3:

»Ich möchte Sie zunächst unterstützen, das Schreckliche, das Ihrer Tochter bei ihrem Tod durch die Verbrennungen und dadurch Ihnen geschehen ist, auszuhalten und das jetzt so schwere Leben nach dem Tod Ihrer Tochter Tag für Tag in kleinsten Schritten zu bewältigen. Ich möchte Ihnen mit der sogenannten Stabilisierungsarbeit helfen, Kraft und Wege für das Weiterleben zu finden.«

- *Einladungshorizont der Beziehungsarbeit:* Als zweiter Einladungshorizont wird den Hinterbliebenen angeboten, trotz der dissoziativen Prozesse die Nähe zum Verstorbenen zu spüren, um darüber eine innere Beziehung zum Verstorbenen zu finden und diese entsprechend den eigenen Vorstellungen zu gestalten und zu leben. Dabei wird betont, dass sich die Hinterbliebenen eigentlich eine Realbeziehung zum Verstorbenen wünschen, der gegenüber eine »nur« innere, imaginative Beziehung nicht der intensiven Sehnsucht nach dem Wiederkommen des Verstorbenen entspricht. Meist umfasst die Beziehungsarbeit z. B. bei einem Verlusttrauma durch Suizid auch die Klärungsarbeit an einer Störung in der Beziehung zum Verstorbenen. Dieser zweite Einladungshorizont vermittelt den traumatisierten Hinterbliebenen Hoffnung und lautet z. B. für das Fallbeispiel 12 in Kapitel 8:

  »Ich würde Sie gerne anleiten, trotz der Betäubung durch den Schock immer wieder die Nähe Ihres Sohnes und die Liebe zu ihm zu spüren, damit Sie eine sichere innere Beziehung zu ihm finden werden, auch wenn Sie sich eigentlich eine konkrete äußere Beziehung wünschen würden. Damit diese so wichtige innere Beziehung gut werden kann, werden wir auch Ihre Wut auf Ihren Sohn und später auch seine Motive für seinen Suizid klären, damit diese ungeklärten Fragen und die Wut nicht mehr zwischen Ihnen beiden stehen.«
- *Einladungshorizont der Trauma-Transformation:* Als dritter Einladungshorizont wird den Hinterbliebenen angeboten, das Trauma und die damit verbundenen peritraumatischen Reaktionen wie beispielsweise die Dissoziation und die post-

traumatischen Traumafolgen wie Flashbacks zu lösen. Hier wird auch die bipersonale Traumatherapie als heilsame Arbeit für den Verstorbenen und den Hinterbliebenen mit dem Ziel einer bipersonalen Trauma-Transformation eingeführt. Dies wird beispielsweise wie folgt als Einladungshorizont ausgesprochen:

»Ich möchte Sie unterstützen, dass sich Ihre Traumatisierung und die damit verbundenen Reaktionen wie der Schock und das Betäubungsgefühl lösen können. Ich werde Ihnen – und wenn Sie so wollen, auch Ihrer traumatisierten Tochter – Hilfen anbieten, die Wunden Ihres Verlusttraumas zu versorgen, sodass diese bei Ihnen beiden wenigsten ein Stück weit abheilen können. Freilich werden immer auch Narben bleiben, mit denen – so hoffe ich – Sie dann leben können.«

- *Einladungshorizont der Realisierungsarbeit:* Im vierten Einladungshorizont wird den Hinterbliebenen angeboten, die unveränderbare Realität des traumatisierenden Verlustes wahrzunehmen, gelten zu lassen und anzuerkennen. Diese sehr schmerzliche Konfrontation mit der Realität ist nötig, damit der Verlustschmerz und die Trauer ins Fließen und damit ins Abfließen kommen können. Dieser Zielhorizont lautet z. B. für die Eltern im Fallbeispiel 3:

  »Ich möchte Sie unterstützen, den unendlichen Schmerz und die Trauer über den Tod Ihrer Tochter zuzulassen, sodass beides auch abfließen kann. Ich möchte Sie auch dabei begleiten, den Tod Ihrer Tochter und die bleibende Abwesenheit Ihrer Tochter auszuhalten und mit dieser schmerzlichen Realität leben zu lernen, so schwer das wohl für lange Zeit bleiben mag.«
- *Einladungshorizont des wieder glückenden Lebens:* Schließlich bieten wir den Hinterbliebenen an, das Leben nach dem Verlusttrauma wieder zu einem Leben werden zu lassen, in dem es auch wieder Momente des Glücks und von Sinn geben darf. Dabei wird betont, dass dieser Einladungshorizont zu Beginn der Zusammenarbeit noch sehr in der Ferne liegt und noch nicht fühlbar ist. Dennoch wird dieser Einladungshorizont schon in den ersten Gesprächen genannt, um Hoffnung zu vermitteln. Dabei wird auch ausgesprochen, dass das Leben nach dem traumatischen Verlust des geliebten Menschen ein

anderes Leben bleiben wird, zu dem die bleibende Abwesenheit des Verstorbenen und die innere Beziehung zu ihm als integraler Bestandteil gehören werden. So lautet das Angebot dieses Einladungshorizontes z. B.:

»Auch wenn das noch zu früh ist, möchte ich dennoch andeuten, dass ich später mit Ihnen gerne daran arbeiten möchte, wie das Leben nach dem schrecklichen Tod Ihrer Tochter für Sie auch wieder schön werden kann. Dies ist im Moment sicher kaum vorstellbar, dennoch möchte ich Ihnen dieses Ziel zumindest in Aussicht stellen, auch wenn dann Ihr weitergehendes Leben ein anderes, aber doch wieder sinnerfülltes Leben sein wird.«

Die genauen Formulierungen, oft auch die Reihenfolge dieser Einladungshorizonte, ergeben sich jeweils aus der konkreten traumatisierenden Verlustsituation, aus den Traumatisierungen des Verstorbenen und der Hinterbliebenen und aus der traumatisierten inneren Beziehung zum Verstorbenen.

Wir bieten die Einladungshorizonte aktiv in den ersten Sitzungen mit eigenen Formulierungen an und legen sie den Hinterbliebenen zur Prüfung und zur Zustimmung vor.

> *Beachte!*
>
> *Die fünf Einladungshorizonte werden von den Beratern und Psychotherapeutinnen formuliert und aktiv den Hinterbliebenen zur Prüfung und Zustimmung angeboten.*

Wir greifen die Einladungshorizonte immer wieder auf und bearbeiten in den einzelnen Sitzungen verschiedene Aspekte davon. Dabei beginnen wir natürlich mit dem ersten Einladungshorizont, mit der beziehungsorientierten Stabilisierungsarbeit. Von da ausgehend, arbeiten wir an den drei folgenden Einladungshorizonten, zwischen denen wir pendeln und die wir eng miteinander verzahnen. So kann sich ein fließender Prozess einstellen, in dem sich das Verlusttrauma transformieren kann, der Verlustschmerz und die Trauer ins Fließen und damit ins Abfließen kommen, die Liebe zum Verstorbenen fließen kann und die innere Beziehung sicher und frei wird. Dieser Prozess, den wir begleiten, unterstützen, anregen und fördern, bewegt sich dann in Richtung des fünften Einladungshorizontes eines weitergehenden Lebens der Hinterbliebenen, in dem es auch wieder Glück und neuen Sinn geben darf.

# 4 Was ein Verlusttrauma langfristig bewirken kann – Die Komplizierte Trauma-Trauer-Folge-Störung (KTTS)

**Fallbeispiel 5: Eine Mutter kann ihre verstorbene Tochter nicht spüren**

Eine 50-jährige Mutter kommt anderthalb Jahre nach dem Tod ihrer Tochter zur Trauerberatung. Sie sitzt eingefallen und grau im Wartezimmer und trägt schwarze Trauerkleidung. Als ich sie nach ihrem Anliegen frage, erzählt sie, dass sie keine Nähe zu ihrer Tochter und auch ihre Tochter selbst nicht spüren könne. Seit dem Unfalltod am zweiten Weihnachtsfeiertag seien bei ihr alle Gefühle wie tot und abgestorben. Sie sehne sich zwar danach, ihrer Tochter nahe zu sein, sehe aber keine Chance dafür. Sie berichtet, wie sich ihre Tochter am zweiten Weihnachtsfeiertag verabschiedet hat und wie dann einige Stunden später die Polizei vor der Haustür stand, um die Nachricht vom Unfalltod ihrer Tochter zu überbringen. Im Grunde, so sagt sie, stehe sie immer noch unter diesem Schock, in dem alles unwirklich ist. Ihre Tochter selbst, auch schöne Erinnerungen an sie, seien in unwirkliche Ferne gerückt. Nur manchmal überfalle sie ein wahnsinniger Trauerschmerz, der sie erschrecke und den sie mit allen Mitteln versuche zu vermeiden.

Diese Mutter ist noch immer in den dissoziativen Prozessen des Schocks erstarrt, sodass sie ihre Tochter nicht spüren kann und es keine innere Beziehung zu ihr gibt. Auch die Realisierungsarbeit hat noch nicht begonnen, vielmehr hat die Angst vor dem überflutenden Verlustschmerz zu Vermeidungsreaktionen geführt. Augenscheinlich befindet sich die Mutter in einem traumabedingten Stillstand in ihrem Realisierungs- und Beziehungsprozess.

Um zu verstehen, wie ein Verlusttrauma langfristig zu einer komplizierten und damit schwer belastenden, einschränkenden Trauma- und Verlustreaktion führen kann, möchte ich zunächst einen gelingenden Trauer- und Beziehungsprozess beschreiben, der in aller Regel bei als leichter erlebten Verlusten über die Selbstheilungskräfte der Trauernden abläuft. Dann können wir genauer sehen, wie das Verlusttrauma den Trauerprozess, der hypnosystemisch verstanden immer auch ein Beziehungsprozess ist, massiv verändert, und umgekehrt wie die Verlustschmerz- und Trauerreaktionen die Traumatisierung fixieren.

## 4.1 Der gelingende Trauer- und Beziehungsprozess – Das hypnosystemische Trauer- und Beziehungsmodell

Im Unterschied zu den bisher bekannten Trauermodellen steht in dem hypnosystemischen Ansatz nicht das Loslassen im Zentrum, sondern die Bindungsgefühle zum Verstorbenen (Kachler 2017; 2019). Auch wenn der Tod das Leben des Verstorbenen beendet, die Beziehungsgefühle der Hinterbliebenen zum Verstorbenen beendet er nicht.

Nach dem Tod eines nahen Angehörigen muss sich die bisherige äußere reale Beziehung in eine internale Beziehung zum Verstorbenen transformieren. In der Liebe der Hinterbliebenen darf diese Beziehung zum Verstorbenen als inneres Gegenüber weitergelebt werden. Diese innere Beziehung will und muss nach einem Verlust gefunden und gestaltet werden. Zugleich müssen Trauernde die äußere Realität des Todes und der bleibenden Abwesenheit des verstorbenen nahen Menschen allmählich realisieren, anerkennen und schließlich akzeptieren. Das Realisieren des Todes und der äußeren Abwesenheit des verstorbenen nahen Menschen sowie das Finden und Leben einer inneren Beziehung führt die Trauernden dann zurück in ein wieder glückendes Leben nach einem Verlust.

> *Merke!*
>
> *Der Prozess nach einem Verlust stellt immer einen Trauer- und (!) Beziehungsprozess dar. Dabei wird eine innere Beziehung zum Verstorbenen gefunden und gelebt.*

Dieser hypnosystemisch verstandene Trauer- und Beziehungsprozess lässt sich in der Metalandkarte (siehe Abb. 2) darstellen.

Der Trauer- und Beziehungsprozess nach einem Verlust schwingt zwischen den zwei Polen der äußeren Realität des Verlustes und der inneren Beziehung zum Verstorbenen wie zwischen zwei Ufern eines Flusses. Das eine Ufer stellt die schmerzliche Begrenzung der Realität des Todes dar, das andere Ufer die weitergehende Liebe zum Verstorbenen:

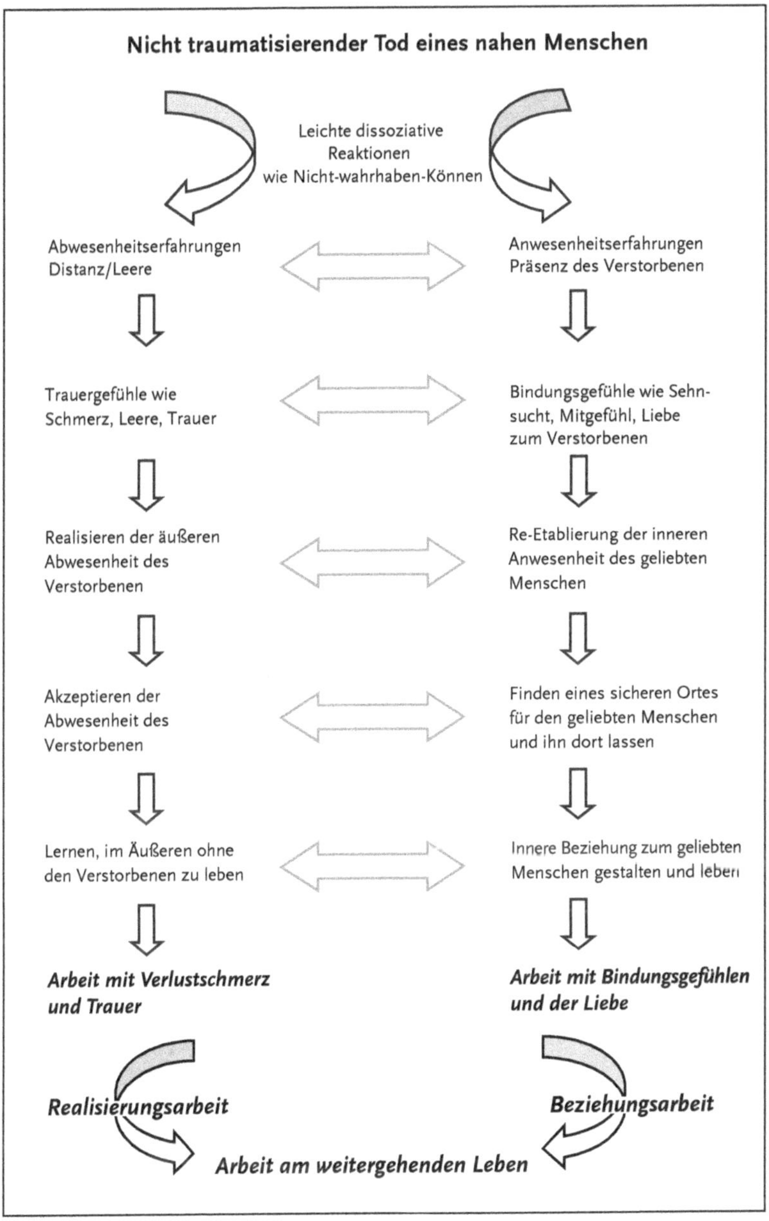


*Abb. 2: Gelingender Trauer- und Beziehungsprozess nach einem als leichter erlebten Verlust*

- *Realisierung der äußeren Abwesenheit des geliebten Menschen:* Die äußere Realität des Todes und der äußeren bleibenden Abwesenheit zwingt die Hinterbliebenen, über die Erfahrung des Verlustschmerzes und der Trauer diese Realität allmählich zu realisieren und sie als endgültig zu akzeptieren. Die Trauernden müssen über den Schmerz lernen, dass der Verstorbene auf seine Weise, z. B. durch Unfall oder Erkrankung, verstorben ist, dass er tatsächlich tot ist, dass er in der äußeren Realität abwesend ist und dass er nicht mehr kommen wird.
- *Finden und Gestalten einer inneren Beziehung zum nahen Menschen:* Die Erfahrung der inneren Anwesenheit des Verstorbenen ist die emotionale Grundlage für eine weitergehende, innere Beziehung, in der der Verstorbene als internaler Ego-State ein Teil der Identität der Hinterbliebenen wird und bleiben kann. Ziel ist es, dass diese internale Beziehung zum Ego-State des Verstorbenen eine sichere und zugleich freie Beziehung wird.

Die beiden zentralen Aufgaben nach einem Verlust sind die Realisierungsarbeit und die Beziehungsarbeit im Rahmen eines Trauer- und Beziehungsprozesses. Trauerbegleitung und -beratung nach einem Verlust unterstützen die Prozesse auf der Seite der Realisierung und auf der Seite der inneren Beziehung. Ziel dabei ist es, die Trauer und die Liebe ins Fließen zu bringen und im Fluss zu halten. Nur ein fließender Trauer- und Beziehungsprozess führt hin zu einem Leben nach dem Verlust, in dem es auch wieder Glück und Sinn geben darf. Die Trauerbegleitung unterstützt das Schwingen des Prozesses zwischen den beiden Ufern der Trauer und der Liebe mit einem Fluss hin zu einem wieder aktiven und glückenden Leben.

> *Merke!*
>
> *Nur ein fließender Trauer- und (!) Beziehungsprozess nach einem Verlust führt zu einem wieder aktiven und glückenden Leben der Hinterbliebenen.*

Die Frage nach dem Aufenthaltsort des verstorbenen nahen Menschen ist für Trauernde in aller Regel eine existenzielle Frage (Kachler 2017; 2019). Hier entscheidet sich auch, ob und wie eine innere Beziehung zum Verstorbenen weitergelebt werden kann. Wäre der Verstorbene durch den Tod gänzlich vernichtet oder in einem Nichts verloren, gäbe es weder einen Zugang zu ihm noch eine weitergehende innere Beziehung mit ihm. Deshalb ist das Konzept des sicheren Ortes für den Verstorbenen wesentlicher Teil eines beziehungsorientierten, hypnosystemischen Verständnisses des Trauerprozesses: Der sichere Ort für den Verstorbenen ermöglicht und sichert für die Hinterbliebenen nicht nur die bleibende Existenz des Verstorbenen, sondern auch eine auf Dauer angelegte weitergehende, internale Beziehung zum Verstorbenen.

> *Merke!*
>
> *Das Finden eines sicheren Ortes für den Verstorbenen ist zentrale Grundlage für die innere Beziehung zum Verstorbenen.*

Der sichere Ort für den Verstorbenen kann sehr unterschiedlich aussehen. Oft sind es zunächst eher konkrete Orte wie das Grab oder das Zimmer des Verstorbenen, später eher symbolische oder spirituelle Orte wie der Himmel oder das ewige Licht. Auch der Erinnerungsraum und der eigene Körper wie das Herz sind wichtige sichere Orte, an denen der Verstorbene bewahrt ist und über die die innere Beziehung zu ihm gelebt werden kann. Eine nähere Beschreibung der sicheren Orte finden Sie in meinem Buch »Meine Trauer wird dich finden« (Kachler 2017).

Dieser Trauer- und Beziehungsprozess über die Realisierungs- und Beziehungsarbeit hin zu einem wieder glückenden Leben kann allerdings blockiert werden und zu einem Stillstand kommen. Dann entwickelt sich eine komplizierte Trauer- und Beziehungsstörung, die sich auch in Störungen wie einer Depression oder als Somatisierung in psychosomatischen Symptomen äußern kann.

Die Blockade und der Stillstand können sowohl auf der Realisierungs- als auch auf der Beziehungsseite des Prozesses entstehen. So können Angst vor dem Verlustschmerz zur Vermeidung der Realisierung oder ungelöste Schuldgefühle gegenüber dem Verstorbenen zu einer Blockade der inneren Beziehung zu ihm führen.

Ein besonderes Risiko für einen Stillstand des Trauer- und Beziehungsflusses stellt das Verlusttrauma dar. Hier sieht die Realisierungs- und Beziehungsarbeit wie in Kapitel 8 und 9 dargestellt deutlich anders aus.

*Merke!*

*Probleme bei der Realisierungs- und Beziehungsarbeit führen zu einem Stillstand des Trauer- und Beziehungsprozesses und zu einer komplizierten Trauer- und Beziehungsstörung. Ein besonderes Risiko hierfür ist das Verlusttrauma, bei dem die Realisierungs- und Beziehungsarbeit anders gestaltet werden muss.*

## 4.2 Normale posttraumatische Reaktionen nach einem Verlusttrauma

Wir haben schon die unmittelbaren, peritraumatischen Reaktionen im Kontext der Verlusterfahrung dargestellt. Auch diese zunächst ganz akuten, vor allem dissoziativen Traumareaktionen bleiben je nach Schwere des Verlusttraumas über lange Zeit erhalten. Nun kommen weitere posttraumatische Reaktionen (Flatten 2011; Maercker 2013; Huber 2003; 2006) hinzu. Hier möchte ich betonen, dass auch diese Reaktionen zunächst ganz normal sind und noch keine Posttraumatische Belastungsstörung darstellen, auch wenn sie über die ersten sechs Monate nach dem traumatisierenden Tod des nahen Menschen hinaus anhalten. Dies entspricht nicht den üblichen diagnostischen Kriterien für eine Posttraumatische Belastungsstörung (PTBS), doch bei einem Verlusttrauma verändern sich die Zeitverläufe deutlich (vgl. unten Punkt 4).

Auch hier ist besonders zu beachten, dass auch die posttraumatischen Reaktionen immer eine Beziehungsdimension besitzen, das heißt, dass auch sie sich immer fokussieren auf den Verstorbenen und dessen Traumatisierung bei seinem Sterben. Das muss berücksichtigt und immer wieder ausdrücklich gewürdigt werden.

*Beachte!*

*Die posttraumatischen Reaktionen nach einem Verlusttrauma beziehen sich immer auch auf den Verstorbenen. Es sind also bezogene (!) posttraumatische Reaktionen.*

- *Flashbacks und intrusive Erinnerungsfragmente:* Flashbacks sind plötzlich eindringende Erinnerungsbilder von den traumatisierenden Situationen im Umkreis des Sterbens des nahen Menschen oder aber auch vorgestellte Bilder von seinem traumatisierenden Sterben. Die Flashbacks werden durch Trigger unwillkürlich ausgelöst und sind zunächst nicht kontrollierbar. Die auftauchende Szene wird als jetzt real erlebt, sodass sich die Hinterbliebenen erneut in der Traumasituation fühlen und die Traumatisierung des Verstorbenen erneut erleben. Auch bei vorgestellten Bildern von der traumatisierenden Sterbesituation fühlen sich die Hinterbliebenen in der Traumaszene und bei der Traumatisierung des nahen Menschen. Eine Mutter wird immer wieder von der Szene des Auffindens ihres 16-jährigen suizidierten Sohnes überfallen, dann kommt sofort auch das von ihr vorgestellte Bild, wie ihr Sohn die Schlinge um seinen Hals legt. Bei beiden Bildern erstarrt sie völlig, fühlt sich betäubt, aus ihrem Körper dissoziiert und gegenüber der aktuellen Realität fremd.

- *Intrusive Gedanken und Gedankenkreisel:* Ähnlich wie die Flashbacks dringen nicht kontrollierbare Gedanken, die mit dem Verlusttrauma verbunden sind, immer wieder überfallsartig ins Bewusstsein ein und führen ebenfalls zu einem dissoziativen Erleben und zur Fixierung auf diese Prozesse. Sehr häufig sind es Gedanken zur Warum-Frage und zur Sinnfrage, oft sind es Gedanken, wie der Tod des nahen Menschen hätte verhindert werden können, oder es sind Gedanken, die um die Schuldfrage kreisen.
- *Hypervigilanz und erhöhte Schreckhaftigkeit:* Die Hinterbliebenen befinden sich in einer ängstlichen Wachsamkeit, mit der sie ihre Umgebung auf bedrohliche Reize abscannen. Dahinter steht die Angst, dass sich das Verlusttrauma auch mit anderen Angehörigen wiederholen könnte. Zudem sind die Hinterbliebenen leicht zu erschrecken, insbesondere durch Geräusche oder Lichtreize, die so ähnlich in der Verlusttrauma-Situation erlebt wurden. Hier zeigt sich, dass die Amygdala, als emotionales Warnsystem, sehr sensitiviert ist und oft auch bei nicht traumarelevanten Reizen anspringt.
- *Hyperarousal und innere Unruhe:* Die Hinterbliebenen erleben nach einem Verlusttrauma fast immer eine nervöse Übererregung und eine innere Unruhe, die sie oft ziellos umhergehen oder nachts nicht schlafen lassen. Diese Übererregung stammt aus der Ausschüttung des Adrenalins und der Aktivierung des Sympathikus. Beides konnte durch den Schock und das Freezing nicht ausagiert und damit abgebaut werden. Häufig aber sind es auch der zurückgehaltene Verlustschmerz und die blockierte Trauer, die sich in dieser Unruhe zeigen. Oft ist die Unruhe auch als ein Suchen nach dem Verstorbenen zu verstehen.

- *Schlaflosigkeit und Albträume:* Der Schlaf wird durch die Intrusion von Flashbacks, persistierende Gedanken und durch Albträume massiv gestört. Ein Vater sieht, sobald er sich zum Schlafen niederlegt, das Bild seines toten Sohnes, als er ihn identifizieren musste. Häufig unterbrechen Albträume den Schlaf. Meist wiederholen sie Erinnerungsbruchstücke vom Verlusttrauma, inszenieren die vorgestellten Bilder als Schreckensfilme oder konfrontieren die Hinterbliebenen mit der unveränderlichen Realität des Todes des nahen Menschen (Kachler 2014). Neben den letztgenannten Realisierungsträumen gibt es aber auch intensive, nahe Begegnungs- und Beziehungsträume (Kachler 2014), die die innere Beziehung erlebbar machen und nach denen wir fragen sollten.
- *Erschöpfung und Gefühle des Ausgebranntseins:* Neben der inneren Unruhe werden gleichzeitig eine schwere Erschöpfung und das Gefühl des Ausgebranntseins erlebt. Die Hinterbliebenen spüren, dass die dissoziativen Schutzprozesse ebenso wie das Aushalten des Verlustschmerzes viel Energie brauchen. Neben Phasen der kräftezehrenden Schlaflosigkeit gibt es Phasen von tiefem, schwerem, meist traumlosem, aber wenig erholsamem Schlaf. Manche Hinterbliebenen berichten, dass sie mit ihren Kräften am Ende sind und nicht wissen, wie sie die weitere bevorstehende schwere Zeit überstehen sollen.
- *Emotionale Durchlässigkeit und erhöhte Sensitivität:* Hinterbliebene erleben eine emotionale Durchlässigkeit, insbesondere auch für Trauma- und Verlustschmerz-Trigger. Sie sind sehr sensitiv für emotionale Themen, insbesondere für solche, die mit den Bereichen Tod und Trauer zu tun haben. Ihre Verletzlichkeit spiegelt die Traumatisierung des Verstorbenen und die eigene Verletzung durch das Verlusttrauma. Nicht selten kommt es auch zu für Hinterbliebene unerklärlichen Wutausbrüchen, in denen sich die zurückgehaltene Aggression des Kampf- und Fluchtsystems und die Wut über die Realität des Todes des nahen Menschen, oft auch über die empfundene Ungerechtigkeit seines Todes zeigen.
- *Vermeidungsverhalten:* Viele Hinterbliebene vermeiden Orte, die in Verbindung mit dem traumatisierenden Verlust stehen, wie z. B. die Unfallstelle. Sie weichen einerseits der schmerzlichen Konfrontation und dem Verlustschmerz aus, andererseits schützen sie sich anfangs auch vor einer Retraumatisierung.

Wie wir damit arbeiten, sehen wir in Kapitel 9. Oft werden auch frühere wichtige Beziehungsorte wie das Kinderzimmer und Menschen, die etwas mit dem Verlusttrauma zu tun haben, gemieden. Über das Vermeidungsverhalten kann langfristig die Realisierungsarbeit, aber auch die innere Beziehung zum Verstorbenen blockiert werden.

## 4.3 Die Trauma-Verlust-Reaktion – Wie sich Trauma und Verlustschmerz gegenseitig beeinflussen

Bei jedem traumatischen Verlust beeinflussen sich wie im obigen Fallbeispiel 5 ersichtlich die bezogene Traumareaktion und die Verlustreaktion von Verlustschmerz und Trauer ständig gegenseitig. Das ist zunächst völlig normal und gehört zu jedem Verlusttrauma in den ersten 18 Monaten nach einem traumatisierenden Verlust:

- *Traumareaktionen blockieren den Trauer- und Beziehungsprozess:* Die dissoziativen Prozesse der Traumareaktion betäuben oder blockieren den Verlustschmerz und die Trauer, sodass sie nicht zum Fließen und Abfließen kommen können, sondern im Körper steckenbleiben. Damit wird auch die Realisierung des Todes des nahen Menschen blockiert. Wir dürfen aber nicht übersehen, dass die Dissoziation auch die Verbundenheit und damit die innere Beziehung zum Verstorbenen dämpft oder blockiert. Gerade die Flashbacks von traumatischen Erinnerungsbildern blockieren häufig auch die beziehungsstiftenden Erinnerungen an das Leben mit dem nahen Menschen vor seinem Tod.

  Abbildung 3 zeigt, wie die Traumatisierung mit den dissoziativen Reaktionen den Trauer- und Beziehungsprozess blockiert. Auf der linken Seite wird die Realisierung mit ihren verschiedenen Prozessschritten, auf der rechten Seite die Beziehungsarbeit blockiert. Das beginnt häufig schon sehr früh, indem die wichtigen Nähe- und Präsenzerfahrungen mit dem Verstorbenen und die Beziehungsgefühle zu ihm durch das Freezing und Numbing nicht spürbar werden. So hat die Mutter in Fallbeispiel 5 keine Nähe- und Verbundenheitserfahrungen mit ihrer Tochter erlebt. Mit der Blockade der wesentlichen Schritte in der Realisierungs- und Beziehungsarbeit wird auch der Zugang zu einem Leben, in dem es wieder Glück geben darf, versperrt.

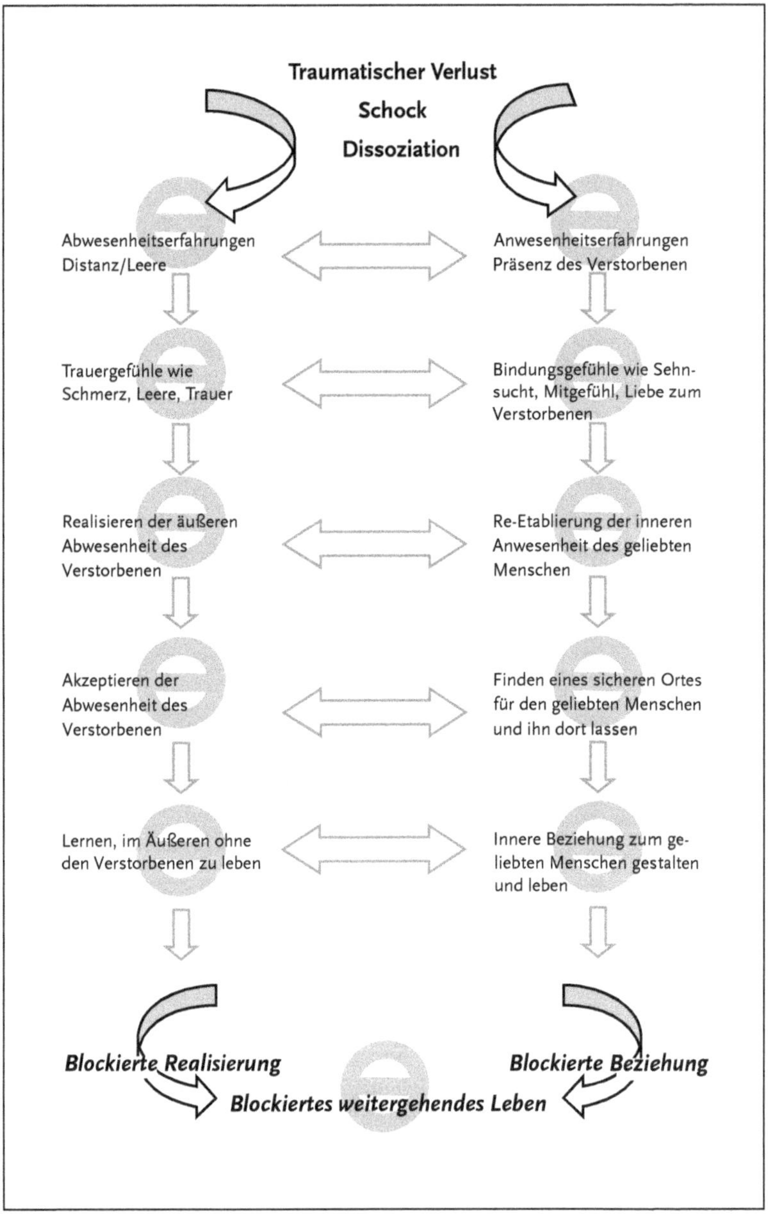


*Abb. 3: Blockierung der Realisierungs- und Beziehungsarbeit durch das Verlusttrauma*

- *Traumareaktionen triggern den Verlustschmerz und die Vermeidungsreaktion:* Die Bilder vom Sterben und Tod des nahen Menschen, die immer wieder ins Bewusstsein eindringen oder in Albträumen auftauchen, lösen intensive, manchmal auch überflutende Durchbrüche von Verlustschmerz und Weinattacken aus. Auch die mit dem Trauma verbundenen Körpersignale aktivieren oft ganz unbewusst den unkontrollierbaren Verlustschmerz. Die intrusiven Durchbrüche des Verlustschmerzes sind in aller Regel für das Abfließen der Trauer nicht hilfreich, weil sie die Hinterbliebenen wieder die aus der Verlustsituation bekannte Ohnmacht erleben lassen. Deshalb vermeiden viele Hinterbliebene den Verlustschmerz und die Trauer z. B. durch Ablenken oder Ausblenden von Situationen, die an den Tod des nahen Menschen erinnern können. So werden zwar der Verlustschmerz und die Trauer eine Zeit lang kontrolliert, langfristig aber werden die dann doch immer wieder durchbrechenden Verlustschmerz-Attacken noch intensiver. Es entsteht ein Circulus vitiosus von angstvoller Vermeidung des Verlustschmerzes und der doch stattfindenden Überflutung durch ihn, die wiederum die Vermeidung stärkt.
- *Verlustreaktionen triggern über Verlustschmerz und Trauer die Traumareaktion:* Da die Hinterbliebenen immer wieder mit dem Verlust konfrontiert werden, z. B. durch den leeren Platz am Esstisch oder durch das verlassene Kinderzimmer, wird auch immer wieder ein intensiver Verlustschmerz aktiviert. Die Verlustschmerz-Attacke wird aber mit der traumatisierenden Verlustsituation assoziiert, sodass häufig eine Retraumatisierung mit den entsprechenden dissoziativen Reaktionen ausgelöst wird. In der Retraumatisierung wiederholen sich die Traumatisierung des Verstorbenen und der Hinterbliebenen und werden erneut in der Amygdala eingebrannt und fixiert. Auf Seiten des Verlustschmerzes dämpft zwar die Dissoziation diesen, fixiert ihn jedoch zugleich im Körper, sodass der Verlustschmerz und die Trauer sich nicht lösen können.

Exkurs:

**Die Interaktion von Trauma- und Verlustschmerz-Netzwerk**

Die wechselseitigen Interaktionen von Trauma- und Verlustreaktionen lassen sich ebenfalls neurophysiologisch nachweisen und von daher noch besser verstehen.

Durch das bipersonale Verlusttrauma ist die Amygdala dauerhaft sensitiviert. Um das »heiße« Zentrum der Amygdala bildet sich ein neuronales Traumanetzwerk (Schauer u. Elbert 2010; Elbert u. Schauer 2014), dessen Neuronen über die Synapsen eng miteinander verbunden sind und in dem alle emotionalen Aspekte des Traumas repräsentiert sind. Trigger wie einzelne Erinnerungsbilder von der Verlustsituation, aber auch andere Reize wie das Blaulicht der Einsatzfahrzeuge aktivieren automatisch und unwillkürlich die Amygdala. Dies führt zu einer Kaskade von weiteren synaptischen Entladungen, sodass dann das gesamte Traumanetzwerk und damit das gesamte Traumaerleben einschließlich der dissoziativen Prozesse aktiviert wird. Diese Gesamtaktvierung des Traumanetzwerkes einschließlich der Amygdala stellt eine Retraumatisierung dar. In ihr ist das Traumageschehen physiologisch und emotional wieder ganz gegenwärtig und real. Die Neuronen der Amygdala und des getriggerten Traumanetzwerkes sind aktiviert und dominieren das gesamte Gehirn bei gleichzeitiger Blockade des präfrontalen Cortex. Bei der Retraumatisierung werden die Sensitivierung des Traumanetzwerkes und dessen enge neuronale Verbindungen nicht gelöscht, sondern verstärkt.

Ebenso hat sich durch den schweren Verlust auch ein Verlustschmerz-Netzwerk gebildet, in dem alle Erfahrungen des Verlustes wie die Abwesenheit des nahen Menschen neuronal repräsentiert sind (Coenen et al. 2011). Im Zentrum dieses Netzwerkes liegt das Schmerzzentrum im zentralen periaquäduktalen Grau des Mittelhirns, das sowohl körperlichen Schmerz als auch emotionalen Trennungsschmerz repräsentiert. Zum Verlustschmerz-System gehören auch die Insula, die die körperlichen Empfindungen des Verlustschmerzes abbildet, und der anteriore cinguläre Cortex, der den eigenen und den Schmerz anderer (!) fühlbar werden lässt. Die Fähigkeit, Verlustschmerz und Trauer zu empfinden, hat sich phylogenetisch vermutlich aus dem Schmerzsystem ausgehend vom periaquäduktalen Grau entwickelt. Dies erklärt auch, warum Trauernde besonders anfangs ihre Trauer intensiv als körperlichen Schmerz, also als Verlustschmerz erleben.

> Trauma- und Verlustschmerz-Netzwerk liegen im limbischen System eng beieinander und sind neuronal hyperkonnektiv miteinander verbunden. Eine wesentliche Verbindungsstelle dieser Interaktion der beiden Netzwerke stellt die Insula dar, die vor allem Körpersensationen und Körpergefühle von der bipersonalen Traumatisierung und vom Verlust vermittelt. Die Verlustschmerz-Signale aus dem periaquäduktalen Grau und der Insula aktivieren als innere Gefahrensignale die Amygdala und damit das Traumanetzwerk. Das Traumanetzwerk seinerseits aktiviert die schmerzlichen Erinnerungen und Bilder von der Verlustsituation und der Traumatisierung des Verstorbenen, was wiederum den Verlustschmerz im periaquäduktalen Grau triggert.
>
> Eine Lösung dieser wechselseitigen Interaktion von Trauma- und Verlustschmerz-Netzwerk kann sich nur über die strukturierende, distanzierende und reflektierende Steuerung durch den präfrontalen Cortex und über die Lösung der hyperkonnektiv verbundenen Neuronen beider Netzwerke einstellen. Genau diese cortikalen steuernden Prozesse unterstützen und fördern wir in der Verlusttrauma-Beratung und Verlusttrauma-Psychotherapie.

Diese wechselseitigen Prozesse zwischen Trauma und Trauer- und Beziehungsprozess sind bei einem Verlusttrauma zunächst völlig normal. Allerdings besteht ein sehr hohes Risiko, dass die sich wechselseitig verstärkenden Prozesse zwischen Traumareaktion und Trauer- und Beziehungsreaktion zu einem fixierten Stillstand und damit zu einer Komplizierten Trauma-Trauer-Folge-Störung (KTTS) oder weitergehend zu ausgeprägten Folgesymptomen wie einer Depression führen.

> *Merke!*
>
> *Trauma- und Trauerreaktion beeinflussen sich gegenseitig massiv. Es besteht das Risiko der Fixierung des Traumas und der Blockade des Trauer- und (!) Beziehungsprozesses mit Ausbildung einer KTTS oder ausgeprägten Folgesymptomatiken.*

Deshalb ist hier die Verlusttrauma-Beratung an einer Beratungsstelle oder in einer Psychotherapie sehr wichtig, damit eine destruktive Fixierung dieser komplexen Interaktion zwischen Trauma- und Verlustschmerz-Zentrum verhindert wird. Dabei gilt es zu beachten, dass doch ein Teil der traumatisieren Trauernden das Verlusttrauma ohne professionelle Hilfe bewältigen und integrieren können. Hier reichen die äußeren psychosozialen und inneren psychischen Ressourcen aus, die Dissoziationen allmählich zu lösen, die Flashbacks zu integrieren, die Vermeidungsreaktionen zu überwinden und den Trauer- und Beziehungsprozess ins Fließen zu bringen.

Genau das ist Aufgabe der Verlusttrauma-Beratung, die meist schon früh nach einem traumatisierenden Verlust einsetzt. Die Kriseninterventionsdienste und die Notfallseelsorge sind bei vielen Verlusttraumata präsent und verweisen die Betroffenen an Beratungsstellen oder niedergelassene Psychotherapeuten.

> *Merke!*
>
> *Eine Verlusttrauma-Beratung soll die Fixierung einer Trauma- und Trauerreaktion verhindern und stattdessen die Dissoziationen lösen und den Trauer- und Beziehungsprozess in Fluss bringen und im Fließen halten. Sie kann im Rahmen von Beratungsinstitutionen oder bei niedergelassenen Psychotherapeutinnen stattfinden.*

## 4.4 Zeitliche Verläufe der Trauma-Trauer-Reaktion

Zeitliche Verläufe von Verlusttrauma-Prozessen sind sehr individuell. Deshalb sind Phasenmodelle problematisch, auch weil sie normativ scheinbar allgemein gültige Kriterien für den Verlauf eines Verlusttraumas vorgeben, die Hinterbliebene und Begleiterinnen unter Druck setzen. Es lassen sich aber einige typische Landmarken in diesem höchst individuellen Prozess beschreiben:

- *Das erste Jahr – Ein Jahr des Schocks und der Dissoziation:* Das erste Jahr ist entgegen landläufiger Meinung im engeren Sinn nur begrenzt ein Trauerjahr, vielmehr herrschen Schock und Dissoziation vor. Der Verlustschmerz und die Trauer sind oft eingefroren und betäubt, sodass auch die Realisierung weitgehend ausgesetzt wird und allenfalls bruchstückhaft stattfindet. Es kommt natürlich immer wieder zu intensiven Durchbrüchen des Verlustschmerzes und der Trauer, die aber als Überflutung erlebt werden und deshalb für die Betroffenen bedrohlich sind. Die innere Beziehung zum Verstorbenen ist im ersten Jahr häufig suchend, verzweifelnd festhaltend und eng gebunden, oft ist sie aber durch die dissoziativen Prozesse, durch Freezing und Numbing nur gedämpft oder gar nicht zugänglich.

Praktisch immer ist sie auch selbst traumatisiert und oft durch Schuldgefühle, durch ungelöste Beziehungsthemen oder durch Vorwürfe gegenüber dem Verstorbenen geprägt.

- *Das erste Jahr – Die Frage des Überlebens und Weiterlebens:* Im ersten Jahr geht es für viele Hinterbliebene um die Frage, ob sie überleben können und angesichts der erlebten Sinnlosigkeit und des kaum aushaltbaren Verlustschmerzes überhaupt weiterleben wollen. So ist im ersten Jahr der Wunsch des Nachsterbens sehr häufig (vgl. Kapitel 5.3).
- *Der erste Todestag – Belastender Einschnitt und Tor zur Realisierung:* Schon mit dem vorausschauenden Blick auf das Datum des ersten Todestages steigt zwei bis drei Monate vor dem ersten Todestag die innere angstvolle Spannung, und es gibt vermehrte Verlustschmerz-Attacken und dissoziative Prozesse. Die Hinterbliebenen nehmen schmerzlich wahr, dass das, was vor einem Jahr noch gut war und zusammen mit dem nahen Menschen gelebt werden konnte, das endgültige letzte Mal vor dem Tod des nahen Menschen war.

  Der erste Todestag mit seinen Erinnerungen ist deshalb eine erneute und harte Konfrontation mit dem Verlusttrauma und dem Tod des nahen Menschen. Am ersten Todestag wird nun auch psychisch zur Realität, was in der unmittelbaren Verlustsituation und im ersten Jahr nach dem Tod des nahen Menschen durch die dissoziativen Prozesse irreal und fern war. Deshalb beginnt mit dem ersten Todestag häufig eine weitere Lösung der Dissoziation und auch die schmerzliche Realisierung, sofern nicht massive, schon fixierte Dissoziationen und Vermeidungsreaktionen dies verhindern. Der erste Todestag ist so das Eingangstor zur verstärkten Realisierungsarbeit und damit oft auch zur Klärungsarbeit für offene Beziehungsprobleme in der inneren Beziehung zum Verstorbenen. Sollte es am ersten Todestag aber zu Retraumatisierungen kommen, wird dieser Tag zu einem Hindernis für den Realisierungs- und Beziehungsprozess. Deshalb ist es sehr wichtig, dass die Hinterbliebenen diesen Tag bewusst mit hilfreichen Ritualen gestalten.
- *Das zweite Jahr – Das eigentliche Trauerjahr:* Die mit dem ersten Todestag einsetzende intensive Realisierung des Traumas und

des Verlustes lässt nun den Verlustschmerz und die Trauer intensiver werden, sodass nun das eigentliche Trauerjahr beginnt. Hinterbliebene berichten häufig, dass es nun »schlimmer« oder »schlechter« wird; dies ist auch für die Angehörigen häufig überraschend. Wir erklären den Hinterbliebenen die dazugehörigen Prozesse und deuten die »Verschlimmerung« als angemessene Intensivierung der Trauer, die nichts anderes ist als die nun stärker zu Tage tretende schmerzende Liebe zum Verstorbenen.

- *Drittes bis fünftes Trauerjahr – Annehmen des Traumas, Abfließen der Trauer und Stärkung der Liebe:* Mit dem zweiten Todestag und dem Eintreten in das dritte Jahr nach einem traumatischen Verlust können die Prozesse des zweiten Jahres sich fortsetzen und zugleich milder werden. Hinterbliebene können sich nun bewusst mit dem Verlusttrauma und auch mit der Traumatisierung des Verstorbenen auseinandersetzen und sie als Realität gelten lassen. Das zeigt sich auch darin, dass bisher vermiedene Aspekte des Verlusttraumas bewusst angeschaut werden können. Das Abfließen von Verlustschmerz und Trauer kann besser strukturiert und gesteuert werden, die ungelösten Beziehungsthemen wie beispielsweise das Schuldthema können transformiert oder doch beruhigt werden, sodass die innere Beziehung zum Verstorbenen freier werden kann.
- *Die weiteren Jahre – Kein Abschluss, sondern Integration:* In den weiteren Jahren, meist durchaus bis etwa zum siebten Jahr nach dem traumatisierenden Verlust, kann dieser in die eigene Biografie integriert werden. Dabei transformieren sich Verlustschmerz und Trauer zu einer begrenzbaren Traurigkeit und bleibenden Sehnsucht nach dem geliebten Menschen, und die innere Beziehung wird zu einem integralen Bestandteil des weitergehenden Lebens, in dem es wieder Zufriedenheit, Glück und eigenen Sinn geben darf.

Diese Landmarken zeigen, dass die Transformation eines Verlusttraumas in aller Regel mehrere Jahre in Anspruch nimmt, sodass auch die Verlusttrauma-Beratung und Verlusttrauma-Psychotherapie erhebliche Zeit benötigt.

## 4.5 Die Entstehung einer KTTS

Wir haben gesehen, wie sich die Traumatisierung und die Verlustreaktion nach jedem traumatisierenden Verlust gegenseitig beeinflussen. Dabei besteht ein hohes Risiko, dass sich die zirkulären Prozesse gegenseitig verstärken und fixieren, insbesondere dann, wenn es keine Verlusttrauma-Beratung gibt, die die Prozesse und immer wieder vorkommenden Blockaden verflüssigt. Die Schwere des Verlusttraumas einerseits und die persönlichen und sozialen Ressourcen der Hinterbliebenen andererseits sind wesentliche Faktoren, die die Wahrscheinlichkeit einer KTTS bestimmen.

Die bipersonale Traumatisierung und die dazugehörigen Traumareaktionen wie das Numbing oder die Flashbacks triggern, verstärken oder blockieren den Verlustschmerz und die Trauer. Umgekehrt triggern, verstärken und fixieren der Verlustschmerz und die intensiven Trauerattacken die Traumareaktionen. Über diese sich gegenseitig selbst verstärkenden Prozesse kann es auf der einen Seite zu einer Posttraumatischen Belastungsstörung (PTBS) kommen, die immer auch auf den Verstorbenen bezogen ist. Deshalb spreche ich von einer bezogenen PTBS. Auf der anderen Seite kann sich ein komplizierter Trauerverlauf, oft als prolongierte oder chronifizierte Trauerreaktion (Boelen 2016; Killikelly a. Maercker 2017) bezeichnet, entwickeln. Der komplizierte Trauer- und Beziehungsverlauf entsteht durch Blockaden und Einseitigkeiten bei der Realisierungs- und Beziehungsarbeit, insofern müssen wir von einem komplizierten Trauer- und (!) Beziehungsverlauf sprechen. Dieser komplizierte Trauer- und Beziehungsprozess ist immer auch durch die Traumatisierung vermittelt und von daher immer auch auf sie bezogen.

Zusammengenommen kann nun eine KTTS entstehen. Die KTTS trägt die Elemente einer bezogenen PTBS und die Elemente einer durch die Traumatisierung vermittelten komplizierten Trauer- und Beziehungsreaktion in sich. Das zeigt die Abbildung 4.

*Merke!*

*Über sich selbst verstärkende zirkuläre Prozesse kann eine Komplizierte Trauma-Trauer-Folge-Störung (KTTS) entstehen, die aus einer bezogenen PTBS und einer durch das Trauma vermittelten komplizierten Trauer- und Beziehungsreaktion besteht.*

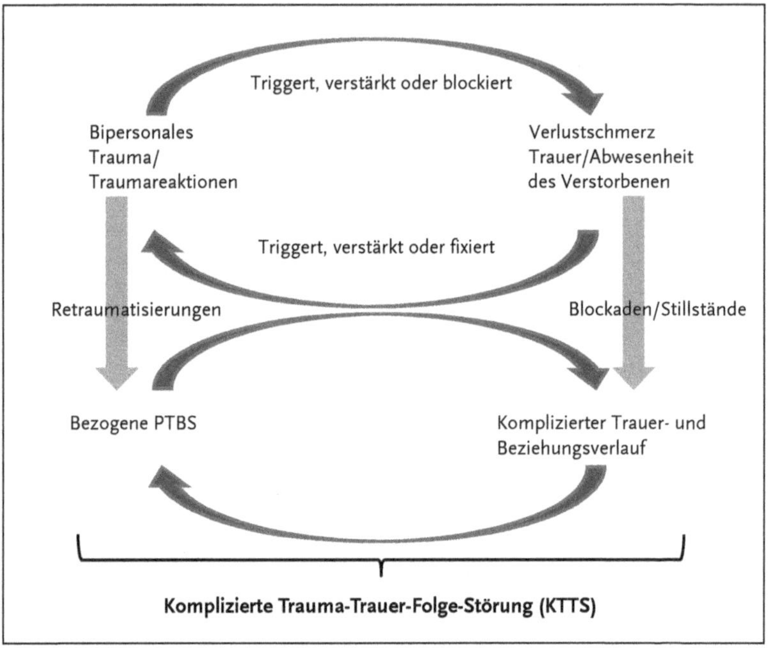


*Abb. 4: Die Entstehung einer Komplizierten-Trauma-Trauer-Folge-Störung (KTTS)*

## 4.6 Kennzeichen einer KTTS

Bleiben die Symptome der bezogenen PTBS und der komplizierten Trauer- und Beziehungsstörung in ihrer Intensität und Belastungsstärke nach etwa 18 bis 24 Monaten weiter erhalten oder verstärken sich gegenseitig, müssen wir eine KTTS diagnostizieren.

Sie ist dadurch gekennzeichnet, dass die oben beschriebenen bezogenen Traumareaktionen und die Verlustreaktion sich gegenseitig verstärken, sodass es nicht zu einer allmählichen Linderung, sondern zu einer Intensivierung der gestörten und blockierten Trauma-, Trauer- und Beziehungsreaktionen kommt:

- *Intensivierung der bezogenen Traumareaktionen:* Bei einer KTTS bleiben die Flashbacks erhalten, die selbst durch kleinste Trigger bedingt immer wieder unkontrolliert auftauchen. Dabei werden wieder die dissoziativen Prozesse der Derealisierung und Depersonalisierung ausgelöst, sodass es insgesamt immer wieder zu Retraumatisierungen kommt.

Hinterbliebene mit einer KTTS beschreiben fast immer eine bleibende Unruhe und innere Nervosität, die auf den psychophysiologischen Arousal zurückzuführen ist. Die Flashbacks und die Angst vor ihnen verstärken die innere Unruhe. Zugleich versuchen die Hinterbliebenen nun, möglichst alle Hinweisreize zum Trauma des Verstorbenen und dessen Tod zu vermeiden. Das führt jedoch nur zu einer kurzfristigen Erleichterung, langfristig dagegen zu einer verstärkten Fokussierung auf mögliche Trigger und damit zu einer weiteren Sensitivierung für kleinste Trigger. Zu Triggern werden nun nicht mehr nur Traumaerinnerungen, sondern auch an sich angenehme Erinnerungen an den Verstorbenen.

- *Intensivierung und Blockade der Verlustreaktion:* Die traumabedingten Vermeidungsstrategien führen, wie im obigen Fallbeispiel 5 deutlich, meist dazu, dass auch die Realität der bleibenden Abwesenheit des nahen Menschen ausgeblendet wird, sodass die Realisierungsarbeit blockiert ist. Das bleibende Freezing und Numbing und die weiter bestehenden dissoziativen Prozesse verhindern, dass der Verlustschmerz sich zeigen und in der Trauer lösen und abfließen kann. Stattdessen gibt es immer wieder massive Verlustschmerz-Attacken, die nicht lösend und tröstlich sind, sondern bei den Hinterbliebenen eine immer stärker werdende Verzweiflung zurücklassen. Häufig zeigt sich der eingefrorene oder betäubte Verlustschmerz auch über verschiedene Körpersymptome, die oft noch wandern oder diffus sind und zunächst noch keine psychosomatische Störung darstellen.
- *Intensivierung der destruktiven Beziehungsblockaden:* Die Beziehung zum Verstorbenen ist, wie das obige Beispiel zeigt, häufig gänzlich blockiert, sodass keine Beziehungsgefühle zu ihm gespürt werden. Hinterbliebene beschreiben oft, dass der Verstorbene wie weggepackt sei, obwohl sie sich so sehr nach ihm sehnen. Oft können auch keine angenehmen Erinnerungen vom Leben mit dem Verstorbenen aktiviert werden, nicht zuletzt auch deshalb, weil die an sich angenehmen Erinnerungen zu Traumatriggern geworden sind. Häufig wird die Beziehung zum Verstorbenen nur noch über die Warum-Frage oder über

Schuldgefühle, manchmal auch über wütende Vorwürfe gegen ihn gelebt. Damit entsteht eine gebunden abhängige, und zugleich blockierte und unechte Beziehung zum Verstorbenen.

- *Intensivierung des Lebensverzichtes und des Rückzugs:* Die anhaltende Betäubung, die innere Erstarrung und die dissoziativen Prozesse verhindern, dass die Lebendigkeit des eigenen Körpers und das Leben gespürt werden können. Oft nehmen sich Hinterbliebene aber auch in ihrer Lebendigkeit stark zurück und vermeiden Schritte ins Leben, wie den Besuch eines Konzertes oder einer Familienfeier. Das Leben und seine Fortführung erscheinen als sinnlos. Ein Wiederaufnehmen des Lebens wird oft auch als Verrat an dem Verstorbenen verstanden. So verzichten die Hinterbliebenen meist auch aus Loyalität gegenüber dem Verstorbenen auf das eigene Leben. Weil der Verstorbene auf so schreckliche Weise um das Leben kam, dürfen sich die Hinterbliebenen auf Dauer nicht mehr am Leben erfreuen.
- *Vorläufer von Folgesymptomatiken:* Im Rahmen einer KTTS zeigen sich nun auch Beschwerden, die später zu einer eigenen Symptomatik chronifizieren können. Häufig gibt es erste Somatisierungen wie Herzbeschwerden, depressive Phasen von resignativem Energie- und Motivationsverlust, suchtartiges Verhalten wie Missbrauch von Alkohol oder Anzeichen einer zornigen Verbitterung gegenüber dem Leben. Die Übergänge zu einer eigenständigen psychischen Störung sind oft fließend und nicht immer eindeutig zu bestimmen. Ich werde diese Folgesymptomatiken mit ihrer eigenen Dynamik und deren Behandlung in Kapitel 10 besprechen.

Die KTTS kann zumindest zu Beginn noch im Rahmen einer Verlusttrauma-Beratung bearbeitet werden, bei einer fortgeschrittenen Form braucht es die Verlusttrauma-Psychotherapie im Rahmen eines psychotherapeutischen Settings.

## 4.7 Interventionen: Diagnostik der posttraumatischen Verlustreaktionen und der KTTS

In den ersten etwa sechs bis neun Monaten nach dem traumatisierenden Tod des nahen Menschen herrschen noch die akuten, also peritraumatischen Reaktionen insbesondere des Schocks, des Freezings, des Numbings und der Dissoziation vor (vgl. Diagnostik dazu in Kapitel 2). Bei Hinterbliebenen, die danach zur Verlusttrauma-Beratung kommen, müssen wir auch die weiteren posttraumatischen Verlustreaktionen, insbesondere die Interaktionen zwischen Traumatisierung und Verlustreaktion einschließlich einer schon eventuell entstandenen KTTS abfragen und in ihrer Schwere abschätzen.

- *Erfragen der posttraumatischen Verlustreaktionen:* Wir befragen die Hinterbliebenen nach den oben beschriebenen Traumafolgereaktionen. Dabei sind besonders die bleibenden Flashbacks, Hyperarousal, Hypervigilanz und das Vermeidungsverhalten zu beachten.
- *Auswirkungen des Verlusttraumas auf die Realisierungsarbeit:* Wir fragen die Betroffenen, wie sich Traumatisierungsreaktionen auf das Zulassen von Schmerz und Trauer und auf die Realisierung der bleibenden Abwesenheit des nahen Menschen auswirken.
- *Auswirkungen der Traumatisierungsreaktionen auf die Beziehungsarbeit:* Wir lassen uns die bisherigen Erfahrungen der Präsenz des Verstorbenen, der inneren Beziehung und Verbundenheit mit ihm schildern und achten darauf, ob die Hinterbliebenen einen unmittelbaren Zugang z. B. über das innere Gespräch mit dem Verstorbenen haben oder ob die Beziehung zum Verstorbenen durch Numbing oder Freezing noch eingeschränkt oder blockiert ist.

Sehr wichtig dabei ist, dass wir alle Traumafolgereaktionen immer wieder auf den Verstorbenen und seine Traumatisierung beziehen und so die Massivität des Verlusttraumas, die Bedeutung des Verstorbenen und die Angemessenheit der Verlusttrauma-Reaktionen würdigen. Wir erklären psychoedukativ das Entstehen der längerfristigen Traumareaktionen, insbesondere deren neurobiologische Hintergründe. Gerade Letzteres entlastet viele Hinterbliebene, sodass sie sowohl die Schutzfunktion der Traumareaktionen als auch deren blockierende Auswirkungen auf die nötigen und anstehenden nächsten Prozessschritte der Realisierungs- und Beziehungsarbeit verstehen.

Häufig kommen die Hinterbliebenen schon mit einer konkreten Symptomatik oder Thematik, unter der sie leiden. Diese Symptome, z. B. persistierende massive Schuldgefühle oder ein depressiver Rückzug, verweisen häufig auf eine bereits vorliegende KTTS. Im obigen Fallbeispiel 5 ist der Zugang zu Beziehung und zum Spüren der verstorbenen Tochter blockiert, und die Klientin wünscht sich eine innere Nähe zu ihrer Tochter. Ihre Hoffnungslosigkeit in Hinblick auf diesen Wunsch zeigt, dass wir hier eine KTTS vorliegen haben.

Wir sollten die beklagte Thematik und die konkreten Anzeichen einer KTTS wie folgt aufgreifen:

- *Eruieren des beklagten Symptoms einer KTTS:* Wir bitten die Betroffenen, die beklagte Thematik genauer zu beschreiben, und fragen, wie sich das Symptom genau anfühlt, seit wann es nach dem Tod des nahen Menschen besteht und wie es sich entwickelt hat. Bei der Klientin im obigen Fallbeispiel 5 war der Zugang zu ihrer Tochter von Anfang an durch den Schock blockiert, von daher konnte sie nicht auf eine Veränderung hoffen.
- *Würdigung des beklagten Symptoms einer KTTS:* Wir würdigen das Symptom, indem wir es zunächst als Ausdruck des schweren Verlusttraumas anerkennen und als angemessen benennen. So ist der bleibende Schock für die betroffene Mutter Ausdruck des schrecklichen Verlustes ihrer Tochter, bei dem ihre Tochter und sie selbst massiv traumatisiert wurden.
- *Erste Hypothesen zur Bedeutung und zur Funktion des beklagten Symptoms einer KTTS:* Wir fragen nun nach den Auswirkungen des Symptoms einer KTTS auf die Realisierungsarbeit und auf die innere Beziehung zum Verstorbenen. Hier entstehen meist erste Hypothesen über die Bedeutung und Funktion des Symptoms. Wir werden im Kapitel 10 die verschiedenen Funktionen genauer kennenlernen.
- *Aussicht auf Veränderung des beklagten Symptoms einer KTTS:* Wir stellen den Hinterbliebenen eine Veränderung des Symptoms im Sinne ihres eigenen Veränderungswunsches in Aussicht und vermitteln Zuversicht für die erwünschte Veränderung. Dabei machen wir deutlich, dass dazu eine intensive, meist auch schmerzliche Arbeit an der bipersonalen Traumatisierung und der inneren Beziehung zum Verstorbenen nötig ist.
- *Vorläufiger Vertrag für die Veränderung des Symptoms einer KTTS:* In aller Regel wünschen sich die Hinterbliebenen, dass das beklagte Symptom – meist der intensive Schmerz, die Flashbacks, die innere Unruhe oder die Albträume – rasch verschwindet.

> Wir erkennen diesen Wunsch an und machen dann deutlich, dass dafür eine längere Arbeit erforderlich ist. Wir formulieren den Wunsch in Richtung der im letzten Kapitel beschriebenen Einladungshorizonte als Angebot. Im obigen Fallbeispiel 5 bieten wir der Mutter an: »Ja, wir werden an dem schrecklichen Tod Ihrer Tochter so arbeiten, dass Sie eine sichere und nahe Beziehung zu Ihrer Tochter finden werden. Allerdings ist es bis dahin ein längerer, oft auch schmerzlicher Weg. Sind Sie bereit, sich mit meiner Begleitung auf diesen Weg zu machen?«

Bevor wir dann in die direkte Arbeit mit dem Verlusttrauma einsteigen, beginnen wir mit der im nächsten Kapitel beschriebenen Stabilisierungsarbeit, die in aller Regel schon eine erste Erleichterung und Linderung der Verlusttrauma-Reaktionen und der Symptome einer KTTS bringt. Erst dann gehen wir wie in Kapitel 6 und 7 dargestellt zu der Traumatherapie für den Verstorbenen und der Traumatherapie für den Hinterbliebenen über.

# 5 Die beziehungsorientierte Stabilisierungsarbeit und die stabilisierende Beziehungsarbeit bei einem Verlusttrauma

**Fallbeispiel 6: Ohne meinen Sohn kann ich nicht leben**

Der 18-jährige Sohn der eritreischen Mutter stirbt bei einem Autounfall, den er wohl selbst verursacht hat. Sie erfährt von der Polizei vom Tod ihres Sohnes. Die Mutter bricht zusammen, zieht sich seit diesem Moment ganz ins Bett zurück und verweigert das Essen. Sie will nur noch sterben und bei ihrem Sohn sein. Angehörigen gelingt es nach drei Monaten, sie zu einem Termin bei mir zu überreden. Sie kommt nur, weil ihr gesagt wird, dass auch ich einen Sohn verloren habe. In der ersten halben Stunde des Erstgespräches bin ich mit meinem Interesse und meinen Fragen ganz bei ihrem Sohn. Beim Erzählen von ihrem Sohn bricht immer wieder ihr Schmerz durch, zugleich scheint sie »aufzuwachen« und lebendiger zu werden. Ich frage sie schließlich, ob sie bereit wäre, für ihren Sohn weiterzuleben. Sie schaut mich fragend an. »Ja«, sage ich, »Sie können am besten von Ihrem Sohn erzählen. Sie können ihn damit am besten hier im Leben halten.« Sie nickt schwach. Ich bitte sie, zum nächsten Gespräch weitere Fotos von ihrem Sohn, auch aus dessen Kleinkindzeit, mitzubringen. Ich lege ihr nahe, zu Hause eine Kerze für ihren Sohn aufzustellen. In den nächsten Gesprächen spreche ich immer wieder ihren Nachsterbewunsch an, bleibe bei der Erinnerungs- und Beziehungsarbeit und unterstütze kleinste Zeichen ihrer Lebendigkeit und allmählicher Stabilität, dabei spreche ich immer wieder ihren Sohn und ihre Beziehung zu ihm an.

Die beziehungsorientierte Stabilisierungsarbeit hilft hier der Klientin, die erste schwere Zeit nach dem traumatischen Tod ihres Sohnes zu überleben. Neben den klassischen Methoden der Stabilisierungsarbeit, wie wir sie für andere Traumata kennen (Huber 2003; 2006; Sack 2010; Reddemann 2017) wird hier ganz zentral die Beziehungsarbeit zur Stabilisierung der Klientin eingesetzt.

## 5.1 Die beziehungsorientierte Stabilisierungsarbeit

Insbesondere im ersten Jahr nach dem Verlustereignis geht es zunächst um die Frage, ob die Hinterbliebenen den traumatischen

Verlust überleben können. Aber auch die erste Zeit im zweiten Jahr nach dem Todestag ist noch einmal kritisch, weil nun die Realität des traumatischen Verlustes und seine Nichtrevidierbarkeit immer stärker ins Bewusstsein treten. Nun werden auch der Verlustschmerz und die Trauer intensiver! Wenn Hinterbliebene in diesen Phasen kommen, ist die Stabilisierungsarbeit unbedingt nötig. Aber auch für spätere Abschnitte einer Verlusttrauma-Beratung oder Verlusttrauma-Psychotherapie braucht es immer wieder Phasen der Stabilisierung, da die sich lösende Dissoziation und der dann verstärkt aufbrechende Verlustschmerz sicher gehalten werden müssen.

Da die Stabilisierungsarbeit aus der Traumatherapie weitgehend bekannt ist, werde ich sie nur knapp darstellen. Dabei zeige ich, wie wir die so wichtige Beziehungsdimension berücksichtigen:

- *Stabilisierung in Alltagskontexten:* Wir besprechen mit den Hinterbliebenen, welche Alltagsroutinen (wie das morgendliche Aufstehen) und welche Rituale (wie abends noch die Tagesthemen schauen) bisher den Alltag strukturiert haben und welche davon jetzt schon wieder möglich sind. Dazu gehören auch Alltagsaufgaben wie die Versorgung eines Haustieres oder der Zimmerpflanzen. Auch die eigene Versorgung wie das Einkaufen oder Kochen können die Hinterbliebenen stabilisieren (Kachler 2017).

  Wir würdigen aber auch, dass im Alltag der Verstorbene fehlt und hier überall seine Abwesenheit schmerzlich deutlich wird.

*Beachte!*

*Zu Beginn der Stabilisierungsarbeit erläutern wir den Hinterbliebenen, dass eine Destabilisierung durch ein Verlusttrauma ganz normal ist. Wir würdigen, dass bei allen Schritten zur Stabilisierung der Verstorbene fehlt.*

- *Erste Überlebensstrategien finden:* Wir bieten gegenüber dem Gefühl der Sinnlosigkeit des Weiterlebens erste formelhafte und rituelle Sätze an, die die Hinterbliebenen sich immer wieder sagen können, wie z. B.: »Von Stunde zu Stunde, von Tag zu Tag überleben!«, »Auch das Nur-Funktionieren ist in Ordnung und reicht jetzt«, »Ich will den Tod meines nahen Menschen verstehen, und dafür will ich weiterleben« oder »Ich will meinen nahen Menschen für andere und die Welt am Leben erhalten – deshalb lebe ich weiter.«

Weitere Überlebensstrategien liegen auch im vorübergehenden Verdrängen und Ablenken wie Fernsehschauen oder Sudokus lösen, sofern sie nicht habituell und dauerhaft zur Vermeidung eingesetzt werden.

- *Psychosoziales Netz stabilisieren und organisieren:* Wir überlegen mit den Hinterbliebenen, welche Verwandten, Freunde und Nachbarn jetzt den Hinterbliebenen gut tun und mit ihrer Situation umgehen können. Die psychosoziale Hilfe kann von einfachen Besorgungen bis zu langen Gesprächen über den Verstorbenen reichen. Wir ermutigen Hinterbliebene auch, sich zumindest vorübergehend von den Menschen zu distanzieren, die mit ihrem Verlusttrauma nicht angemessen, enttäuschend oder gar kränkend umgehen.
- *Klärung der Arbeitsfähigkeit und der Funktion von Arbeit:* Wir besprechen mit den Hinterbliebenen, ob zunächst eine Krankschreibung nötig ist, weil das Verlusttrauma die Konzentrations- und Arbeitsfähigkeit zu sehr einschränkt. Wir sollten dann auch überlegen, wie die Zeit einer Krankschreibung für die Stabilisierungs- und erste Beziehungsarbeit genutzt werden kann. Für viele Hinterbliebene ist die Arbeit aber auch hilfreich, weil sie wenigstens für einige Stunden ablenkt und den Funktionsmodus aufrechterhält. Oft lässt sich mit dem Arbeitgeber auch eine zunächst reduzierte Arbeitszeit vereinbaren. Hinterbliebene müssen dann für sich entscheiden und dies dann den Kollegen und Kolleginnen vermitteln, ob sie an der Arbeitsstelle auf den Tod ihres nahen Menschen angesprochen werden oder »nur in Ruhe gelassen und ganz normal behandelt werden« wollen.
- *Einen äußeren haltenden Trauer- und Rückzugsort suchen und einrichten:* Die Hinterbliebenen sollten sich einen Trauer- und Rückzugsort (Kachler 2019) einrichten, an den sie sich immer wieder zurückziehen können, an dem sie sich und ihre Gefühle gehalten fühlen und auch dort ihren Schmerz und ihre Trauer nach außen bringen können. Das können konkrete Orte in der Natur oder auch am Grab und Orte in der Wohnung wie ein großer Sessel sein.

Diese Orte sollten immer auch die innere Begegnung mit dem Verstorbenen ermöglichen. Dazu ermutigen wir ausdrücklich.

*Beachte!*

*Der Trauer- und Rückzugsort für die Hinterbliebenen muss immer auch ein Ort der inneren Begegnung mit dem Verstorbenen und ein Ort für die innere Beziehung sein.*

- *Einüben von Reorientierungs- und Selbstberuhigungstechniken:* Diese Techniken (Huber 2003; 2006; Sack 2010; Reddemann 2017) üben wir in den ersten drei Sitzungen für retraumatisierende Dissoziationsreaktionen, für die innere Unruhe und den Hyperarousal ein. Wir brauchen diese Techniken in der Sitzung, zugleich sollen die Hinterbliebenen lernen, sie bei der Dissoziation und inneren Unruhe auch zu Hause und im Alltag anzuwenden.

  Zuerst leiten wir die Hinterbliebenen an, sich im Hier und Jetzt zu orientieren, indem sie sich im Raum umschauen, Details des Raumes benennen und beschreiben. Sobald Hinterbliebene zu Hause eine beginnende Dissoziation spüren, sollen sie aufstehen und umhergehen, eine einfache Tätigkeit wie Staubsaugen aufnehmen und einen intensiven Reiz wie den Geschmack eines Bonbons oder Apfels wahrnehmen. Zur Beruhigung können Hinterbliebene im Sitzen ganz bewusst die Berührung mit dem Sessel am Rücken und am Gesäß spüren und dabei einen formelhaften Satz aus dem Autogenen Training wie »Ganz schwer und ruhig« sprechen.
- *Stabilisierende Körper- und Atemarbeit:* Die Körper- und Atemarbeit (Zanotta 2018; Geutter 2019; Faller 2009) ist für die Arbeit mit traumatischen Verlusten von immenser Bedeutung. Zuerst üben wir die noch nicht verändernde, sondern nur stabilisierende Arbeit mit dem Körper und Atem ein.

  Für die destabilisierenden Gefühle von Erschütterung und Bodenlosigkeit können wir Hinterbliebene anleiten, sich einen sicheren Stand zu suchen, den Boden unter den Füßen zu spüren und in den Beinen fest und zugleich beweglich zu stehen. Wir können das zur sogenannten Baumübung (Sack 2010; Reddemann 2017) ausbauen, indem sich die Hinterbliebenen vorstellen, sie selbst seien ein kräftiger Baum oder aber sie lehnten sich an einen solchen an.

  Vielen Hinterbliebenen hilft es, sich auf den Boden zu legen und wie beim Feldenkrais (Feldenkrais 1996) achtsam die eigene Auflagefläche des Körpers auf dem Boden zu spüren, dann das Gewicht auf die linke und dann rechte Seite zu verlagern, die Beine anzustellen oder den Kopf zu heben, um dann nach dem Zurücklegen die veränderte Körperauflage auf dem Boden genau zu spüren. Die Hinterbliebenen können auch wie im muskulären Entspannungstraining nach Jacobson (Hofmann 2012) einzelne Muskelpartien anspannen, dann lösen, weich und schwer werden lassen. Bei diesen und anderen ähnlichen Übungen geht es um das Grounding, also um das Finden eines festen Untergrundes und sicheren Bodens.

Sehr hilfreich ist auch die Selbstberührung mit der rechten Hand oder beiden Händen, bei der die Hinterbliebenen diese an einen bestimmten Körperort legen und die Hand und die davon ausgehende Wärme spüren. Wir nutzen diese Selbstberührung in der Stabilisierung zur Körperselbstwahrnehmung, zur Beruhigung durch die Berührung der Herzgegend oder des Brustkorbes und zur Verankerung von Gefühlen der Verbundenheit und der Präsenz des Verstorbenen im Körper.

Für viele Hinterbliebene ist Bewegung wie rasches Gehen, Joggen, Wandern oder Radfahren sehr hilfreich. Hier können sie über die Anstrengung den eigenen Körper spüren, und die Gefühle von Schmerz und Trauer kommen hier ins Laufen und Fließen. Viele Hinterbliebene erleben dabei auch die Nähe ihres verstorbenen nahen Menschen.

Schließlich können wir verschiedene Atemtechniken zur Beruhigung und Selbstwahrnehmung und damit zur Stabilisierung einsetzen. So leiten wir beispielsweise die Hinterbliebenen an, bewusst und kräftig tief einzuatmen und durch den gespitzten Mund den Atem nach außen zu pusten. Auch die Verlangsamung und Vertiefung des Atemrhythmus kann sehr beruhigend wirken.

- *Einüben der Begrenzung von Verlustschmerz und Trauer:* Gerade anfangs fürchten Hinterbliebene die überflutenden Durchbrüche des Verlustschmerzes und der Trauer. Wir greifen diese Angst akzeptierend auf und leiten Trauernde an, ihren Schmerz und ihre Trauer zu begrenzen. Dazu können die Trauernden die oben beschriebenen Selbstberuhigungstechniken nutzen und mit Sätzen verbinden wie: »Mein Schmerz darf sein, aber jetzt stoppe ich ihn« oder »Jetzt ist es genug, meine Trauer – ein anderes Mal wieder.«

- *Bewahrende heilsame Orte für Traumabilder und Traumafilme:* Üblicherweise werden intrusive Traumabilder und -filme in einen imaginierten Tresor bis zur Bearbeitung weggeschlossen (Reddemann 2017; Sack 2010). Weil Hinterbliebene dies für ihren verstorbenen nahen Menschen als unpassend empfinden, empfehle ich, für intrusive und belastende Traumaerinnerungen und Flashbacks einen imaginativen heilsamen und abgegrenzten Ort zu suchen, an dem die Bilder und Filme sicher bewahrt sind und zugleich schon abheilen können. Hinterbliebene können auch den Verstorbenen im Herzen bewahren, während sie die Bilder dort ablegen. Eine Frau, die den Tod ihres Mannes bei einem Autounfall miterlebt hatte, legt die Traumabilder unter einen großen Baum, um den sie imaginativ eine begrenzende Hecke wachsen lässt.

*Beachte!*

*Die übliche Tresortechnik für Traumabilder und -filme wird nicht angewandt, sondern verändert: Statt eines Tresors wird ein abgegrenzter und zugleich heilsamer Aufbewahrungsort imaginiert, an dem belastende Erinnerungen und Flashbacks vorübergehend bis zur Bearbeitung abgelegt werden. Zugleich wird der Verstorbene im Körper, meist im Herzen, sicher verortet und bewahrt.*

- *Installation von spirituellen Begleit- und Helfergestalten:* Gerade angesichts der existenziellen Totalität der Vernichtungserfahrung bei einem Verlusttrauma ist für viele Hinterbliebene wichtig, für sich und (!) den Verstorbenen eine umfassende, haltende und heilende Kraft oder Gestalt zu imaginieren. Deshalb fragen wir nach spirituellen oder religiösen Begleit- und Helfergestalten, die für die Hinterbliebenen und (!) den Verstorbenen aus dem Unbewussten aufsteigen und präsent werden. Sehr häufig tauchen hier Engels- und Lichtgestalten auf, manchmal sind dies auch traditionell geprägte Gestalten wie Christus. Andere Hinterbliebene wählen spirituelle, oft auch buddhistisch geprägte Symbole wie ein transparent-transzendentes Licht oder einen Regenbogen, manchmal auch Farben oder Klänge. Wir werden diese spirituellen Helfergestalten und Symbole besonders auch für die Traumatherapie des Verstorbenen (vgl. Kapitel 6) brauchen.

Exkurs:

**Spiritualität, Religiosität und Glaube bei einem Verlusttrauma**

Der im Verlusttrauma erlebte Tod des nahen Menschen fordert als Erfahrung der letzten Grenze menschlicher Existenz die Frage nach der Transzendenz heraus. Traumatisierte Hinterbliebene stellen oft folgende Fragen: »Gibt es eine andere, ›jenseitige‹ Seite der Grenze Tod?«, »Gibt es einen transzendenten, ewig sicheren Ort für den Verstorbenen?« und »Gibt es so etwas wie ein Wiedersehen mit dem Verstorbenen in einer transzendenten Welt?«

In der Arbeit mit traumatisierten Hinterbliebenen müssen wir für diese Fragen offen sein und auf sie eingehen, ohne dass wir unsererseits eine Antwort geben müssen. Vielmehr geht es wie bei der in der Hospizarbeit schon seit Längerem integrierten Spiritual Care (Heller u. Heller 2018) darum, Menschen in diesen Fragen und ihren Antwortversuchen einfühlsam zu begleiten.

Traumatisierte Hinterbliebene lehnen entweder einen Transzendenzbezug völlig, oft sogar wütend ab oder aber werden in ihrem bisher sicheren Glauben verunsichert oder stehen ihm nach dem traumatischen Tod des nahen Menschen ablehnend gegenüber. Andere Hinterbliebene finden trotz oder gerade über den traumatischen Verlust einen Transzendenzbezug, der sich in verschiedenen Formen äußern kann (Utsch, Bonelli u. Pfeifer 2013). Eine allgemeine Spiritualität ist offen für ein größeres, umgreifendes Ganzes und hat häufig einen buddhistisch geprägten Hintergrund. In einer Religiosität glauben Menschen an eine transzendente und höhere, aber unbestimmte Macht, während in der christlichen, jüdischen und islamischen Tradition an einen personalen, liebenden Gott geglaubt wird. Wir greifen die von den Klienten geäußerten spirituellen und religiösen Haltungen auf und fragen nach, inwieweit diese bei der Transformation des Verlusttraumas behilflich sein können.

Für die Stabilisierungsarbeit werden wir in aller Regel nur eine Auswahl der hier vorgeschlagenen Methoden brauchen, um eine erste Stabilität der Hinterbliebenen zu erreichen.

## 5.2 Die stabilisierende Beziehungsarbeit

Die Stabilisierungsarbeit bei einem Verlusttrauma unterscheidet sich deutlich von der Stabilisierungsarbeit bei anderen Traumata, weil hier die Arbeit an der inneren Beziehung zum Verstorbenen stabilisierend wirkt und deshalb einen sehr wichtigen Aspekt darstellt (Kachler 2019). Wir unterstützen die Hinterbliebenen, eine Beziehung zu ihrem verstorbenen nahen Menschen zu finden und diese zu erleben. Das Engagement für die innere Beziehung wirkt für Hinterbliebene stabilisierend und motivierend, zudem ist eine stabile innere Beziehung zum Verstorbenen Voraussetzung für die später stattfindende Traumatherapie des Verstorbenen und der Hinterbliebenen.

Allerdings wird die stabilisierende Beziehungsarbeit durch intrusive Traumabilder und Flashbacks zunächst oft blockiert oder immer wieder gestört. Deshalb müssen wir vor der stabilisierenden Beziehungsarbeit die Traumabilder und Flashbacks wie oben beschrieben an einem abgegrenzten, bewahrenden und zugleich heilsamen Ort versorgen.

*Beachte!*

*Vor der Traumaarbeit steht die stabilisierende Beziehungsarbeit mit dem Ziel einer inneren sicheren Verbindung zum Verstorbenen. Die innere Beziehung ist dann sichere Basis für die bipersonale beziehungsorientierte Traumatherapie des Verstorbenen und der Hinterbliebenen.*

Mit den folgenden methodischen Prozessschritten lässt sich eine stabilisierende und stabile innere Beziehung zum Verstorbenen aufbauen:

- *Nähe- und Präsenzerfahrungen als Beginn innerer Beziehung nutzen:* Auch wenn Freezing und Numbing oft zunächst die spontane Nähe und Präsenz des Verstorbenen blockieren, so lassen sich diese doch immer wieder in kleinsten Erfahrungen entdecken. Deshalb leiten wir die Hinterbliebenen an, auf solche Erfahrungen genau zu achten, sie wahrzunehmen, zu verstärken und im Körper zu verankern. Wir können auch bislang übersehene Sinneskanäle wie den Geruchssinn (beispielsweise durch das Riechen an den Kleidern des Verstorbenen) für Nähe- und Präsenzerfahrungen nutzen.
- *Inneres Gespräch anregen und vertiefen:* Auch schwer traumatisierte Hinterbliebene sind in aller Regel im inneren Gespräch mit dem Verstorbenen, häufig ohne dass dies ihnen bewusst wird. Oft sind es zunächst Fragen, aber auch Vorwürfe, die an den verstorbenen nahen Menschen gerichtet werden, dann aber

auch Liebesbezeugungen für ihn. Wir fragen Hinterbliebene nach ihren inneren Dialogen, machen ihnen diese bewusst und ermutigen sie dazu.

Wir können mit den Hinterbliebenen beruhigende Beziehungssätze erarbeiten wie: »Du bist mir jetzt nahe« oder »Du bleibst in meinem Herzen.«

- *Briefe und Brieftagebuch schreiben:* Wir bitten Hinterbliebene, über Briefe an den Verstorbenen die innere Beziehung zu realisieren und zu stärken. Ein Beziehungstagebuch, in dem Gedanken und Gefühle für den Verstorbenen in direkter Anrede an ihn formuliert werden, stärkt ebenfalls die innere Beziehung zu ihm.
- *Beziehungsrituale finden und gestalten:* Wir überlegen zusammen mit den Hinterbliebenen, in welchen Ritualen sie dem nahen Menschen ihre Verbundenheit zeigen und zugleich realisieren können. Viele Hinterbliebene entzünden abends eine Kerze, manche Eltern singen ihrem verstorbenen Kind weiterhin das Gute-Nacht-Lied, oder manche Partner rauchen wie immer auf dem Balkon die übliche gemeinsame Zigarette und sind dabei dem Verstorbenen nahe.
- *Grabbesuch und Grabgestaltung als Beziehungsaufgabe:* Das Grab ist für die meisten Hinterbliebenen einerseits ein wichtiger Trauerort, andererseits auch ein Ort, an dem sie dem Verstorbenen nahe und im Gespräch mit ihm sein können. Die Bepflanzung des Grabes mit bewusst ausgesuchten, für den Verstorbenen passenden Pflanzen ist eine wichtige Aufgabe, die besonders in den ersten Monaten zum Weiterleben motiviert.
- *Erinnerungsarbeit als Aktivierung und Fundierung der inneren Beziehung:* Mit den vielfältigen Methoden der Erinnerungsarbeit (Kachler 2017; 2019) werden nicht nur Erinnerungen aktiviert, vielmehr erleben Hinterbliebene in den Bildern der Erinnerung den Verstorbenen auch als zwar imaginiertes, aber doch »lebendiges« Gegenüber einer nun inneren Begegnung.

Wir bitten deshalb die Hinterbliebenen, Fotos und andere Erinnerungsstücke von dem Verstorbenen zu sammeln, zu ordnen und bewahren. Wir bitten sie, einzelne Fotos von dem Verstorbenen in die Sitzung mitzubringen, um sie über das einfühlende Betrachten eines Fotos des Verstorbenen in eine innere Begegnung mit ihm zu führen. Wir regen Hinterbliebene an, ein Erinnerungsbuch anzulegen, in dem spontan auftauchende und systematisch gesammelte Erinnerungen an den verstorbenen nahen Menschen schriftlich festgehalten werden. Sollte das Betrachten von Fotos für die Hinterbliebenen anfangs noch zu schmerzlich sein, wird dies respektiert und später nachgeholt.

- *Äußere und innere Begegnungsorte installieren:* Zunächst überlegen wir, an welchen äußeren Orten die Hinterbliebenen ihren verstorbenen Menschen spüren können. Häufig ist es das Zimmer des Verstorbenen, eine früher gemeinsam aufgesuchte Sitzbank, nicht selten auch das Grab. Die Unfallstelle oder Orte, die mit der bipersonalen Traumatisierung assoziiert sind, eignen sich zunächst nicht für eine innere Begegnung, weil hier der Verlustschmerz und die Gefahr einer Retraumatisierung zu groß sind.

  Wir sollten mit den Hinterbliebenen in den ersten fünf bis sechs Sitzungen innere Begegnungsorte kreieren. Wir bitten sie, die Augen zu schließen und einige tiefe Atemzüge zu nehmen, um einen imaginativen Ort vor dem inneren Auge entstehen zu lassen, der für die Hinterbliebenen und den Verstorbenen für eine innere Begegnung stimmig ist. Häufig sind diese Orte herausgehobene Stellen in der Natur und Landschaft. Dann bitten wir die Hinterbliebenen, sich imaginativ an diesen Begegnungsort zu begeben, die Gestalt des Verstorbenen zu erwarten, ihm entgegenzugehen und ihn zu begrüßen. Häufig ergeben sich hier intensive und nahe Begegnungen, bei denen aber auch Schmerz und Trauer entstehen. Diese greifen wir auf, halten sie und bringen sie über den Atem ins Abfließen.
- *Suche nach einem sicheren Ort für den Verstorbenen anstoßen:* Wir fragen die Hinterbliebenen, ob sie spontan schon einen sicheren Ort für ihren Verstorbenen gefunden haben oder wie dieser aussehen könnte (Kachler 2017; 2019). Auch hier lassen wir sie in eine leichte Entspannung gehen, damit dieser Ort spontan vor dem inneren Auge entstehen kann. Aktiv bieten wir den Körper als sicheren Ort an, indem wir fragen, wo im Körper die Hinterbliebenen ihren nahen Menschen spüren. Dann lassen wir sie die an diesem Körperort gespürte Präsenz des Verstorbenen genau wahrnehmen und ihn dort verankern, indem sie ihre Hand auf diese Körperstelle legen.

Die innere Beziehungsarbeit ermöglicht den Hinterbliebenen zunächst, nach dem Verlusttrauma weiterzuleben. Durch die damit verbundenen, meist rituellen Aktivitäten für den Verstorbenen stellt sich eine zunehmende Stabilität ein. Natürlich tauchen dabei auch immer wieder intensive Schmerz- und Trauergefühle auf, die wir einfühlsam aufgreifen, halten und denen wir in strukturierter Form wie über das bewusste Ausatmen zum Abfließen verhelfen.

## 5.3 Die Arbeit mit dem Nicht-mehr-leben-Wollen und dem Wunsch des Nachsterbens

Neben der Frage, ob Hinterbliebene nach einem Verlusttrauma weiterleben können, stellt sich für sie immer auch die Fragen, ob sie weiterleben *wollen*. Viele Hinterbliebene wollen zunächst oft unausgesprochen, oft aber auch explizit formuliert, nicht mehr weiterleben. So entsteht bei einem traumatischen Verlust ganz normal der Wunsch des Nachsterbens. Hier geht es in aller Regel nicht um eine Selbstvernichtung wie bei den vielen anderen Suiziden, sondern um den Wunsch, der unerträglichen, schmerzlichen Situation ohne den nahen Menschen, oft auch der Sinnlosigkeit des jetzigen Lebens zu entfliehen. Es ist auch der Wunsch, über das Nachsterben beim Verstorbenen zu sein. Weil das Leben ohne den geliebten Menschen nicht vorstellbar ist, liegt der Wunsch nahe, über das Nachsterben zu ihm zu gehen.

Deshalb müssen wir insbesondere in den ersten sechs bis neun Monaten nach dem Verlust aktiv nach dem Nachsterbewunsch fragen, ihn als Wunsch anerkennen und ihn als Ausdruck der Schwere des Verlusttraumas würdigen. Wir akzeptieren den Wunsch des Nachsterbens als einfühlbare Denkmöglichkeit angesichts dessen, was mit dem Verstorbenen und dem Hinterbliebenen geschehen ist. Wir formulieren aber eindeutig und klar, dass wir einen Suizid des Hinterbliebenen zutiefst bedauern würden und ihn deshalb aus unserer Sicht nicht gutheißen können. Stattdessen bieten wir an, den Suizidwunsch so zu bearbeiten, dass ein Weiterleben mit (!) dem Verstorbenen als innerem Gegenüber eine sinnvolle Perspektive werden kann.

> *Beachte!*
> *Wir respektieren den Nachsterbewunsch als Sehnsucht und Wunsch, formulieren aber gegenüber einem möglichen Vollzug durch einen Suizid klar und eindeutig unseren Widerspruch. Stattdessen bieten wir unsere Arbeit an einem sinnhaften Weiterleben mit dem Verstorbenen als innerem Gegenüber an.*

- *Arbeit mit der Unerträglichkeit des Verlustschmerzes:* Erleben Hinterbliebene die wellenförmigen, flutartigen Verlustschmerz-Attacken so stark, dass sie diesen durch das Nachsterben entkommen möchten, respektieren wir diesen Wunsch. Wir bieten den Hinterbliebenen an, ihnen Methoden an die Hand zu geben, ihren Verlustschmerz zu begrenzen und ihn im von uns begleiteten Abfließen bald milder werden zu lassen. Wir stellen auch in Aussicht, dass in der strukturiert zugelassenen Trauer auch die Nähe zum Verstorbenen zu finden ist.
- *Arbeit mit der Sinnlosigkeit in der ersten Zeit nach dem traumatisierenden Verlust:* Wir respektieren die Erfahrung der Sinnlosigkeit, besonders auch der Sinnlosigkeit des Todes des nahen Menschen und seiner Traumatisierung bei seinem Sterben. Wir benennen diese Sinnlosigkeit einfühlsam, halten sie aus und verstehen sie als Ausdruck dessen, wie wichtig der verstorbene Mensch für ein sinnhaftes Leben war. Ein erster Sinn des Weiterlebens besteht darin, das Gedenken an den Verstorbenen über die Erinnerungsarbeit zu bewahren. Erst nach zwei bis drei Jahren kann dann für das weitergehende Leben wieder Sinnhaftes entdeckt werden, ohne dass für den Tod des nahen Menschen ein Sinn gefunden werden muss.

*Beachte!*

*Wir argumentieren nicht gegen die Sinnlosigkeit des Todes des nahen Menschen und der jetzigen Situation nach seinem Tod. Vielmehr erkennen wir die Erfahrung der Sinnlosigkeit an und eröffnen für die Zukunft im weitergehenden Leben Wege zu neuen Sinnerfahrungen.*

- *Arbeit mit dem Wunsch, bei dem Verstorbenen zu sein:* Der Wunsch, dem Verstorbenen nachzufolgen, um bei ihm zu sein, ist in den ersten Monaten nach einem Verlusttrauma sehr stark. Auch dies wird empathisch akzeptiert und als Ausdruck der Liebe zum Verstorbenen gedeutet. Dann bieten wir den Hinterbliebenen an, statt zum Verstorbenen über einen Suizid zu gehen, den nahen Menschen hier ins Leben und in den Körper, besonders ins Herz zu nehmen. So können Hinterbliebene dem verstorbenen Menschen in diesem Leben nahe sein, bis dann ihr eigener Tod sie – vielleicht – zum verstorbenen nahen Menschen bringt.

## 5.4 Interventionen: Der Umgang mit Dissoziationen und Retraumatisierung

In der Verlusttrauma-Begleitung und Verlusttrauma-Psychotherapie gilt wie in der allgemeinen Traumatherapie die Grundregel, dass wir in den Sitzungen die Arbeit so gestalten, dass sie nicht zu Retraumatisierungen führt (Huber 2003; 2006; Sack 2010, Reddemann 2017). Deshalb dürfen wir die Hinterbliebenen nicht in die Wiederholung und das erneute Erleben des bipersonalen Traumas führen. Wir werden die verschiedenen Methoden der Trauma-Transformation und der behutsamen Trauma-Konfrontation später noch näher kennenlernen.

Allerdings lassen sich gerade bei einem Verlusttrauma dissoziative Prozesse nicht ganz verhindern, weil diese nicht nur von Triggern aus der unmittelbaren traumatisierenden Verlustsituation, sondern auch von zunächst positiven Erinnerungen an den Verstorbenen oder von den an sich gewünschten Verbundenheitsgefühlen ausgelöst werden können. So können angenehme Erinnerungen an den Verstorbenen oder das Anschauen von Fotos des nahen Menschen über automatisch verlaufende Assoziationen zur schmerzlichen Abwesenheit des nahen Menschen und diese dann zu seinem traumatischen Sterben und Tod führen.

Wenn Hinterbliebene ungewollt in einen dissoziativen Zustand geraten, lässt sich das an folgenden Kriterien festmachen:

- Erstarrung am ganzen Körper und in einer fixierten Körperhaltung
- Erstarrung der Gesichtszüge und Mimik
- Blässe oder rote Flecken im Gesicht und am Hals
- Verhärtung der Kiefermuskeln und Aufeinanderpressen der Lippen
- Wegdrehen der Augäpfel nach oben
- Wegdriften und spürbare Abwesenheit

Damit gehen Hinterbliebene aus der gegenwärtigen Realität und aus der Beziehung zur Therapeutin heraus und zurück in das Verlusttrauma und zur Traumatisierung des Verstorbenen, sodass beide jetzt wieder real und präsent werden. In diesem Fall orientieren wir die Hinterbliebenen zunächst im Hier und Jetzt, im umgebenden Raum und im direkten Kontakt zu uns als Therapeuten. Dann nutzen wir die oben beschriebenen Methoden der stabilisierenden Körper- und Atemarbeit.

Die Stabilisierungsarbeit kann abgeschlossen werden, wenn Hinterbliebene in der Sitzung und zu Hause praktisch keine massiven dissoziativen Prozesse mehr erleben, wenn sie ihre Verlustschmerz-Attacken selbst relativ gut begrenzen und in die innere Beziehung zu ihrem verstorbenen nahen Menschen gehen können, ohne dass dabei dissoziative Prozesse und überflutende Verlustschmerz-Attacken provoziert werden. Nun können wir mit der direkten Traumatherapie des Verstorbenen beginnen.

# 6 Verlusttrauma-Therapie für den Ego-State des Verstorbenen

**Fallbeispiel 7: Die ertrunkene Tochter aus der Schneelache bergen**

Die 26-jährige Tochter ist erfahrene Bergsteigerin, doch dann stürzt sie völlig unerwartet in den Bergen ab. Sie fällt bewusstlos mit dem Gesicht in eine Schneepfütze. Wie die Obduktion ergibt, lebte sie zu diesem Zeitpunkt noch, aber sie ertrinkt in der Schneelache. Die Eltern werden am anderen Tag durch die Polizei und die Notfallseelsorge vom Bergtod ihrer Tochter unterrichtet. Die Eltern sind in einem schweren Schock und können die Nachricht nicht glauben, bis sie ihre aufgebahrte Tochter im Sarg sehen. Die Eltern kommen nicht damit zurecht, dass sie nicht bei ihrer Tochter am Unfallort dabei sein und sie nicht selbst bergen konnten. Immer wieder tauchen die vorgestellten Bilder vom Ertrinken ihrer Tochter auf.

Zunächst würdige ich diese Bilder als Ausdruck der Liebe der Eltern zu ihrer Tochter. Dann leite ich die Eltern im Rahmen der Stabilisierungsarbeit an, die Bilder an einen heilsamen, abgegrenzten Ort zu bringen, mit der festen Zusage, später mit diesen imaginierten Traumabildern zu arbeiten. Ich beginne diese Arbeit dann mit der Frage an die Eltern, was ihre ertrunkene Tochter dort in den Bergen gebraucht hätte und was sie gerne für sie getan hätten. Wir erarbeiten dies zunächst im Gespräch. Dann bitte ich die Eltern aus dem Gesprächsprozess heraus, sich vorzustellen, zu ihrer verstorbenen Tochter zu gehen, ihr dort in den Bergen nahe zu sein, sie zu bergen und an einen heilsamen Ort zu bringen.

Nach dem Erstgespräch, den ersten diagnostischen Einschätzungen des Verlusttraumas und nach der Stabilisierungsarbeit beginnt meist erst ab der zehnten Sitzung die Arbeit am Verlusttrauma. In den ersten sechs Monaten nach dem Verlust und in der Zeit um den ersten Todestag kann die Stabilisierungsarbeit auch länger dauern, da in dieser akuten Phase die emotionale Stabilität der Hinterbliebenen meist noch unsicher ist und deshalb mehr Zeit erfordert. Bei Klienten mit einer KTTS oder chronifizierten Folgestörung wie einer Depression müssen wir uns zunächst den Symptomen zuwenden (vgl. Kapitel 9), um dann nach der Stabilisierungsarbeit am Verlusttrauma anzusetzen.

In aller Regel setzt die Arbeit am Verlusttrauma beim Trauma des Verstorbenen im Sinne der bipersonalen Traumatherapie ein. Ich bezeichne diese heilsame Arbeit für den Verstorbenen als Traumatherapie für den Verstorbenen. Diese heilsame Arbeit wird auch in der Verlusttrauma-Beratung eingesetzt und ist genauso wie die heilsame Arbeit mit den Hinterbliebenen selbst (vgl. Kapitel 7) eine grundlegende Intervention für die Arbeit mit traumatisierten Hinterbliebenen nach einem traumatisierenden Verlust.

Das obige Fallbeispiel 7 zeigt, wie eine imaginative Traumatherapie für den Verstorbenen aussehen kann. Wir können diese aber auch ganz im Gespräch durchführen. Beide Möglichkeiten gleichen sich im Ablauf und in der Struktur weitgehend, allerdings ist die imaginative Traumatherapie in aller Regel sehr viel wirksamer.

## 6.1 Grundlagen der bipersonalen Verlusttrauma-Therapie als Trauma-Transformation

Wir haben gesehen, dass für die Hinterbliebenen der Verstorbene die eigentlich traumatisierte Person ist. Die Gefühle, Gedanken, vor allem auch die vielen verschiedenen Fragen drehen sich um den Verstorbenen und sein Trauma. Im Erleben der Hinterbliebenen steht der Verstorbene im Mittelpunkt, und ihre Loyalität zu ihm verlangt, dass sie sich primär um den Verstorbenen kümmern. Deshalb braucht aus Sicht der Hinterbliebenen der Verstorbene die Zuwendung und eine Heilung für seine Traumatisierung. Methodisch greife hier zurück auf den Ansatz des Inneren-Kind-Rettens (Kahn 2010) und auf das IRRT (Imagery Rescripting and Reprocessing Therapy, Köster u. Schmucker 2016; Schmucker u. Köster 2019), auf verschiedene traumatherapeutische Ansätze (Reddemann 2017; Sack 2010) in Kombination mit Ego-State-Ansätzen (Fritzsche 2013; Kachler 2018; 2020) und verändere diese Ansätze für deren Anwendung in der Traumatherapie für den Ego-State des Verstorbenen und dann auch für den Ego-State des traumatisierten Hinterbliebenen. Dabei wird keine klassische Trauma-Konfrontation, sondern eine behutsame Trauma-*Transformation* durchgeführt.

> *Merke!*
> *Bei der Traumatherapie für den Ego-State des Verstorbenen steht nicht die Trauma-Konfrontation, sondern die Trauma-Transformation im Zentrum des Vorgehens.*

Wir brauchen also eine zweifache, nämlich bipersonale Verlusttrauma-Therapie, die zuerst für den Verstorbenen durchgeführt wird. Dabei sind folgende Aspekte zu beachten:

- *Traumatherapie für den Ego-State des Verstorbenen:* Die Traumatherapie des Verstorbenen ist immer nur eine Arbeit an der internalisierten Gestalt des Verstorbenen. Hinterbliebene erleben den ihnen nahestehenden Menschen auch nach dessen Tod weiterhin wie eine eigenständige Person mit seiner Geschichte, mit eigenen Gefühlen und Bedürfnissen. Wir können diese innere Person des Verstorbenen mit dem Ansatz der Ego-State-Therapie als sogenannten Ego-State bezeichnen (Fritzsche 2013; Kachler 2018; 2020). Durch den traumatisierenden Tod des nahen Menschen wird die innere Person des Verstorbenen, also der Ego-State des Verstorbenen, so intensiv aktualisiert und präsent wie sonst nie. Für die Hinterbliebenen stellt der Ego-State des Verstorbenen eine intensive innere Realität dar. Deshalb sprechen wir gegenüber den Trauernden von dem Verstorbenen, nicht vom Ego-State des Verstorbenen.

> *Merke!*
> *Wir verstehen den Verstorbenen im inneren Erleben der Hinterbliebenen als Ego-State, also als internalisierte innere Repräsentanz des Verstorbenen.*

- *Traumatherapie des Verstorbenen verändert nicht die Realität seines Sterbens und seines Todes:* Aus dem vorher Gesagten ergibt sich, dass die Traumatherapie für den Ego-State des Verstorbenen immer eine innere (!), psychische Arbeit in der inneren Beziehung zum Verstorbenen darstellt. Deshalb gehört die Traumatherapie für den Verstorbenen eigentlich zu der inneren Beziehungsarbeit. Die äußere Realität des Sterbens und des Todes des nahen Menschen wird dadurch nicht revidiert, auch nicht seine reale Traumatisierung beim Sterben. Wir dürfen nicht den illusionären Eindruck erwecken, dass wir die äußere Realität in irgendeiner Weise rückgängig machen oder verändern könnten. Hier sind wir immer auch der Realität und damit der Realisierungsarbeit verpflichtet. Dieses müssen wir den Hinterbliebenen erklären und ihnen die schmerzliche Realität im

Sinne der Realitätsarbeit zumuten. Wir pendeln also zwischen der inneren Beziehungsarbeit in der Traumatherapie für den Ego-State des Verstorbenen und der Realisierungsarbeit in der Konfrontation mit der bleibenden äußeren Realität.

*Merke!*

*Die Traumatherapie für den Verstorbenen macht die äußere Realität seiner Traumatisierung, seines Sterbens und Todes nicht rückgängig. Wir sind auch bei der Traumatherapie für den Verstorbenen der Realisierungsarbeit verpflichtet.*

- *Traumatherapie für den Verstorbenen als imaginative Therapie am Ego-State des Verstorbenen:* Die Traumatherapie für den Ego-State des Verstorbenen geschieht also immer in Gedanken, in der Vorstellung oder in einer aktiven Imagination. Es ist und bleibt eine innere psychologische Methode und Arbeit, die aber gerade für die Hinterbliebenen selbst sehr heilsam ist.
- *Traumatherapie für den Verstorbenen als systematisches Fortführen spontaner Selbstheilungsversuche:* Viele Hinterbliebene fragen sich selbst oft immer wieder, was sie für den Verstorbenen hätten tun können. Sie stellen sich auch vor, dass sie noch einmal zum geliebten Menschen in seiner Traumasituation wie beispielsweise der Unfallsituation gehen und ihm dort nahe sind. Es gibt auch Träume, in denen der Verstorbene gerettet wird oder als unversehrte Person auftaucht. Die Traumatherapie für den Verstorbenen greift diese spontanen Selbstheilungsversuche des Unbewussten und des Gehirns auf und nutzt nun systematisch deren heilende Wirkung.
- *Die heilsame Wirkung der Traumatherapie für den Ego-State des Verstorbenen:* Die Traumatherapie für den Ego-State des Verstorbenen hat eine hohe heilende Wirkung für die Hinterbliebenen selbst. Sie können nun in der Vorstellung und Imagination etwas für den Verstorbenen tun und damit die Ohnmacht und Hilflosigkeit lösen. Es beruhigt die Hinterbliebenen, dass sie nun dem Verstorbenen noch einmal nahe sein und ihn versorgen können. Nun steht nicht mehr die Traumatisierung des Verstorbenen im Zentrum des Erlebens, sondern seine – freilich nur imaginative – Heilung und Integrität, die sich auch heilsam auf sie selbst auswirkt. Natürlich braucht es später

auch noch eine ausdrückliche Traumatherapie für die Hinterbliebenen selbst.

Erst nach der Stabilisierungsarbeit und nach der Installation und Festigung einer inneren Beziehung zum Verstorbenen können wir uns der Traumatherapie für den Verstorbenen nähern. Voraussetzung hierfür ist vor allem auch, dass die Hinterbliebenen ihre Gefühle von Verlustschmerz und Trauer schon recht gut begrenzen und steuern können.

## 6.2 Traumatherapie für den Ego-State des Verstorbenen im und durch das Gespräch

Die Traumatherapie für den Ego-State des Verstorbenen kann ganz im Gespräch ohne imaginative Methoden angewandt werden. Das traumatherapeutische Gespräch bietet Sicherheit und schützt weitgehend vor einer Retraumatisierung.

> *Beachte!*
> *Die Traumatherapie für den Verstorbenen kann ganz im Gespräch und damit auch im Rahmen eines Beratungsprozesses und an einer Beratungsinstitution stattfinden. Imaginative traumatherapeutische Methoden brauchen in aller Regel den Rahmen einer Psychotherapie oder psychotherapeutischen Klinik.*

Wir bereiten die Traumatherapie für den Verstorbenen vor mit einer

- *Erklärung des Zieles und der Grenzen der Traumatherapie für den Verstorbenen:* Wir erläutern den Hinterbliebenen, dass wir uns in den nächsten Sitzungen ganz dem Verstorbenen und seinem Trauma zuwenden werden, um zu überlegen, was die Hinterbliebenen nachträglich für ihn tun können.

  Dabei halten wir auch fest, dass dies eigentlich nur in Gedanken und in der Vorstellung nachträglich geschehen kann. Wir können die Traumatherapie nur für die internalisierte Gestalt, also für den Ego-State des Verstorbenen durchführen. Wir müssen auch deutlich machen, dass diese Traumatherapie nichts mehr an der Realität seines traumatisierenden Sterbens und Todes ändern wird. Wir sichern aber auch zu, dass die Traumatherapie für den Verstorbenen sich tröstlich und heilsam für die Hinterbliebenen auswirken wird.

Die Traumatherapie für den Ego-State des Verstorbenen über das Gespräch hat jeweils eine der folgenden Fragen als Ausgangspunkt und Zentrum für einen Gesprächsabschnitt:

- *Wie wurde der nahe Mensch traumatisiert?*
  Wir bitten nun die Hinterbliebenen, noch einmal genauer die Traumatisierung des Verstorbenen zu schildern und zu erklären. Zunächst achten wir wieder darauf, dass sie die Fakten und die konkreten Ereignisse beim Sterben und Tod des nahen Menschen von außen aus der Beobachterposition beschreiben. Über genauere Nachfragen zu Umständen, Vorkommnissen und Fakten führen wir die Hinterbliebenen näher an das Trauma des Verstorbenen heran, achten aber darauf, dass sie emotional stabil bleiben. Wir fragen dann nach den Bildern oder Filmausschnitten, die jetzt vom Trauma des Verstorbenen entstehen, und lassen uns die Bilder und Filme genauer beschreiben. Das können die Erinnerungsbilder und -filme sein, wenn die Hinterbliebenen den Tod miterlebt haben, oder oft auch die vorgestellten Bilder und Filmsequenzen wie beim obigen Fallbeispiel 7 vom Sturz und Ertrinken der Tochter in der Schneelache. Meist sind das auch die Bilder und Filme des Traumas, die wir in der Stabilisierungsphase an einen abgegrenzten heilsamen Ort verbracht haben. Wir können direkt auf diese am heilsamen Ort aufbewahrten Bilder zugreifen und diese nun zur Bearbeitung abrufen.

  Wir sollten die gesamte Traumatisierung des Verstorbenen in mehrere Bild- und Filmsequenzen unterteilen und jeweils eine dieser Sequenzen genauer besprechen, bevor wir dann zu den nächsten weitergehen.

*Beachte!*

*Wir behandeln auch die vorgestellten Traumabilder oder -filme wie die Erinnerungsbilder und -filme der selbst direkt erlebten traumatischen Verlustsituation.*

- *Was hat der nahe Mensch in seiner tödlichen Traumatisierung erlebt und gefühlt?*

  Im nächsten Schritt gehen wir nun noch näher an das Trauma des Verstorbenen heran, indem wir fragen, was der Verstorbene wohl bei seinem Sterben und Tod erlebt hat. Fast immer wird das Alleinsein oder die Einsamkeit, oft auch die Verzweiflung und Ohnmacht des Verstorbenen genannt. Auch die Situation des Verstorbenen nach dem unmittelbaren Eintritt des Todes ist für die Angehörigen sehr wichtig und muss mit einbezogen werden.

  Hier erleben die Hinterbliebenen meist ein intensives Mitgefühl für den Verstorbenen, das wir dann im nächsten Gesprächsabschnitt brauchen. Wir achten beim ganzen Prozess darauf, dass die Betroffenen in der Distanz zu den Traumabildern und -filmen und im Hier und Jetzt präsent bleiben.
- *Was hätte der nahe Mensch bei seinem Sterben und Tod gebraucht?*

  Diese Frage ist die zentrale Schlüsselfrage für die Traumatherapie für den Verstorbenen. Über sie wird deutlich, was der Verstorbene in der Situation und nun heute nachträglich als internalisierte Person zur Heilung seines Traumas braucht. In aller Regel braucht der Ego-State des Verstorbenen zunächst nichts weiter als die Nähe und den Trost der Hinterbliebenen. Oft wollen die Hinterbliebenen des Verstorbenen noch etwas sagen, wie z. B.: »Ich bin dir jetzt nahe« oder »Ich liebe dich so unendlich.«
- *Was wollen Sie jetzt, also nachträglich, für Ihren nahen Menschen tun?*

  Nun bitten wir die Hinterbliebenen, sich konkret vorzustellen und »auszumalen«, was sie jetzt für den nahen Menschen in seiner traumatisierenden Situation des Sterbens tun wollen. Es geht also um die heilsame Versorgung des traumatisierten nahen Menschen bei seinem Sterben und unmittelbar nach seinem Sterben. Wir überlegen dies mit den Hinterbliebenen im Gespräch im Detail und geben dazu von uns auch konkrete Anregungen. In aller Regel möchten die Hinterbliebenen zunächst zum nahen Menschen gehen, um ihm nahe zu sein, ihn zu halten und zu trösten. Meist entstehen spontan Vorstellungen von Ritualen der Nähe wie beispielsweise dem nahen Menschen über die Wange zu streicheln, ihm den Schweiß von der Stirn zu wischen, ihm ein Glas Wasser zu reichen oder dann, nach seinem Tod, ihm die Augen zu schließen. Dies wird oft verbunden mit liebevollen, rituellen Formulierungen wie: »Ich bin jetzt da« oder »Was immer mit dir passiert ist, ich bin bei dir und halte dich.«

Wir können die Hinterbliebenen anregen, sich das im Gespräch Erarbeitete vorzustellen. Dies stellt noch keine formale Imagination oder Trance dar, kommt dieser aber schon sehr nahe.

*Beachte!*

*Wichtig ist die vorgestellte oder imaginierte haltende, körperliche Nähe zum Ego-State des Verstorbenen. Dies ist Teil einerseits der haltenden, stabilisierenden, andererseits der lösenden, transformierenden Körperarbeit (vgl. Kapitel 5 und 10.3) mit dem Ego-State des Verstorbenen.*

- *An welchen heilsamen Ort möchten Sie Ihren nahen Menschen jetzt bringen?*

  Dann fragen wir die Hinterbliebenen, an welchen guten, heilsamen Ort sie jetzt den Verstorbenen bringen wollen. Wir geben also den Impuls, den Verstorbenen aus der Traumasituation zu bergen und ihn an einen Ort zu bringen, an dem der Verstorbene seine Ruhe findet und der Hinterbliebene ihm in aller Ruhe noch einmal nahe sein kann. Wir greifen die meist spontan und rasch entstehenden Ideen dieser Bergung an einen heilsamen Ort auf und leiten die Hinterbliebenen über Nachfragen an, dies genauer auszugestalten und zu beschreiben.

  Sehr häufig stellen sich die Hinterbliebenen vor, den Leichnam des Verstorbenen zunächst zu Hause oder an dem bisherigen Aufbahrungsort aufzubahren. Sehr häufig sind es auch symbolische Aufbahrungsorte wie ein lichtdurchfluteter Raum oder eine friedliche Landschaft. Wir bitten nun die Hinterbliebenen, dem Verstorbenen auf ihre Weise nahe zu sein und ihn nochmals zu versorgen. Dabei werden oft die Wunden zugedeckt, oder der Verstorbene wird eingekleidet, das Sargtuch schön gestaltet, Kerzen aufgestellt, Blumen oder andere wichtige symbolische Gegenstände wie das Schmusetier des verstorbenen Kindes in den Sarg gelegt. Wieder unterstützen wir die Vorstellung, indem wir uns diese Prozesse näher schildern lassen und mit Fragen genauer spezifizieren.

> *Beachte!*
>
> *Diese traumatherapeutische Versorgung des Verstorbenen wird auch dann besprochen oder imaginativ nachgeholt, wenn dies in Realsituation geschehen ist. Doch dort konnten die Hinterbliebenen diesen so wichtigen Prozess aufgrund der peritraumatischen Reaktion wie dem Freezing oft nicht bewusst erleben. Das wird nun nachgeholt und damit ins biografische Gedächtnis integriert.*

- *An welchen sicheren Ort möchten Sie Ihren nahen Menschen gehen lassen und ihn dort bewahren?*

  Wir fragen die Hinterbliebenen, an welchen sicheren Ort sie den nahen Menschen nun in der Vorstellung gehen lassen wollen, damit er dort sicher bewahrt ist und sie jederzeit Zugang zu ihm haben. Unter den schon benannten sicheren Orten (vgl. Kapitel 4.1) wird sehr häufig der Körper und hier meist die Herzgegend gewählt. Wir bitten die Hinterbliebenen, den nahen Menschen in das Herz gehen zu lassen, ihn dort zu spüren, die eigene Hand aufs Herz zu legen, ihn dort zu verankern und einen rituellen Beziehungssatz wie: »Du bleibst immer in meinem Herzen« zu sprechen.

Die hier für die im Gespräch durchgeführte heilsame Traumatherapie des Verstorbenen genannten Schlüsselfragen brauchen wir nun auch für die imaginative Traumatherapie für den Ego-State des traumatisierten verstorbenen Menschen.

## 6.3 Imaginative Traumatherapie für den Ego-State des Verstorbenen

Die im Folgenden dargestellte imaginative Traumatherapie für den Ego-State des Verstorbenen ist im Grunde nur eine Fortführung und eine Intensivierung der eben beschriebenen Traumatherapie im Gespräch. Sie hat eine intensivere und nachhaltigere Wirkung, weil sie in einer Tiefenentspannung und Trance durchgeführt wird. Sehr häufig verläuft sie deshalb fließender und organischer, weil die kognitiven Vorbehalte oder Widerstände den Prozess nicht blockieren. Auch die imaginative Traumatherapie für den Verstorbenen greift auf, dass die Hinterbliebenen in ihren Vorstellungen oder Tagträumen den Verstorbenen in seiner Traumatisierung versorgen. Hinterbliebene führen diese spontanen Imaginationen allerdings nicht systematisch in einem sicheren Rahmen durch. Deshalb kann dies auch zu Flashbacks und damit zu Retraumatisierungen führen. Andererseits stellen diese spontanen Prozesse auch einen Selbstheilungsversuch dar, der manchen Hinterbliebenen hilft.

Wir führen diese imaginative Traumatherapie systematisch und mit den Methoden durch, die wir aus den oben genannten Ansätzen der Traumatherapie und der Ego-State-Therapie (Kahn 2010; Köster u. Schmucker 2016; Schmucker u. Köster 2019; Reddemann 2017; Sack 2010; Fritzsche 2013; Kachler 2018; 2020) kennen. Deshalb kann die imaginative Traumatherapie nur von Psychotherapeutinnen durchgeführt werden, die auch eine hypnotherapeutische oder traumatherapeutische Ausbildung absolviert haben. Ich setze im Folgenden die Kenntnis der wichtigsten traumatherapeutischen Methoden und die Erfahrung mit ihrer Durchführung voraus.

> *Beachte!*
>
> *Die Durchführung einer imaginativen Traumatherapie für den Ego-State des Verstorbenen kann nur von Psychotherapeutinnen mit hypnotherapeutischer oder traumatherapeutischer Ausbildung durchgeführt werden.*

Ich betone noch einmal, dass die Hinterbliebenen vor der imaginativen Therapie des Verstorbenen durch die Stabilisierungsarbeit und die stabilisierende Beziehungsarbeit soweit stabil sein sollten, dass sie ihre Verlustgefühle regulieren können und dass eine gewisse innere Distanz zum Verlusttrauma möglich ist, sodass keine Retraumatisierung droht.

Die imaginative Traumatherapie für den Ego-State des Verstorbenen umfasst folgende Schritte:

- *Erklären des Ablaufes und der Ziele:* Wir erklären den Ablauf des Prozesses, insbesondere die Bildschirmtechnik und die Methode des Bergens des Verstorbenen. Ziel dabei ist es, den Verstorbenen an einen heilsamen Ort zu bringen und ihn dort liebevoll zu versorgen. Wir bereiten die Hinterbliebenen darauf vor, dass der Prozess schmerzhaft, aber lösend und tröstlich werden wird. Sollte es zu schmerzlich werden, können die Hinterbliebenen den Prozess jederzeit über ein vorher zu vereinbarendes Signal wie das Heben einer Hand stoppen. Auch die Therapeutinnen können ihrerseits den Prozess unterbrechen, falls sie Anzeichen einer Retraumatisierung wahrnehmen oder der Verlustschmerz aus ihrer Sicht ein Weiterarbeiten verhindert.

*Beachte!*

*Den Betroffenen wird ausdrücklich erklärt, dass sie den Prozess jederzeit über ein vereinbartes Handsignal stoppen können, falls die Emotionen zu intensiv werden oder sie Anzeichen einer dissoziativen Reaktion spüren.*

- *Erneutes Klären der Stabilität:* Wir klären noch einmal über Nachfragen die aktuelle Stabilität der Hinterbliebenen. Für die Zeit nach diesen Sitzungen der imaginativen Traumatherapie sollten die Hinterbliebenen keine beruflichen oder andere wichtige Verpflichtungen haben, sondern sich Zeit für Notizen oder einen langen Spaziergang einplanen.
- *Abrufen der eingeübten Tiefenentspannung oder leichten Trance:* Die imaginative Traumatherapie für den Ego-State des Verstorbenen findet am besten in einer Tiefenentspannung oder leichten Trance statt, die wir mit zwei Impulsen einleiten. Das ist zum einen der Impuls zum ruhigen, vertieften Atmen: »Ich möchte Sie bitten, langsamer und tiefer zu atmen«, und zum anderen der Impuls, die Augen zu schließen: »Wenn es möglich ist, lassen Sie die Augen sich schließen. Sie können sie aber auch offenlassen oder nach dem Schließen jetzt jederzeit wieder öffnen.«
- *Abrufen von spirituellen Begleit- und Helfergestalten:* Die in der Stabilisierungsphase erarbeiteten Begleit- und Helfergestalten werden abgerufen, sodass sie für den Prozess verfügbar sind. Manchmal ist es auch nötig, jetzt noch einmal andere, speziell für diesen Prozess nötige Helfergestalten zu finden. Sehr häufig sind dies Tiergestalten, manchmal das Lieblingstier des Verstorbenen, oder aber spirituelle Licht- und Engelsgestalten, manchmal auch apersonale Kräfte oder Energien, ein transparentes oder helles und warmes Licht.
- *Einrichten eines Bildschirms:* Nun aktualisieren wir die eingeübte Tiefenentspannung mit der Atemübung und dem Schließen der Augen. Wir fragen die Betroffenen, ob sie sich dabei wohl und sicher fühlen. Dann bitten wir die Hinterbliebenen, einen

Bildschirm oder eine Leinwand für die Projektion der Traumabilder und -filme einzurichten.

- *Abrufen eines Traumabildes und Betrachten des Traumabildes:* Nun bitten wir die Hinterbliebenen, eines der Traumabilder oder einen kurzen Ausschnitt des Traumafilmes, z. B. das Erleben des für den nahen Menschen tödlichen Unfalls, aus dem abgegrenzten heilsamen Ort zu holen oder aktuell entstehen zu lassen und dann auf den eingerichteten Bildschirm in sicherem Abstand vor sich zu projizieren. Wir bitten die Hinterbliebenen, auf das Traumabild oder den -film zu schauen und uns kurz zu benennen, was mit dem Verstorbenen dort geschieht. Wir achten darauf, dass sie dabei in guter Distanz bleiben. Aufkommender Verlustschmerz oder aufsteigende Trauer lassen wir über den Atem abfließen.

*Beachte!*

*Mit Albträumen, die die Traumatisierung des Verstorbenen zeigen, arbeiten wir wie mit Erinnerungsbildern und -filmen oder vorgestellten Bildern vom Trauma des Verstorbenen.*

- *Spontaner Hilfeimpuls und Umsetzen des Hilfeimpulses für den Verstorbenen:* Wir stellen die oben genannte Schlüsselfrage »Was hätte der Verstorbene in dieser ihn traumatisierenden Situation gebraucht?«. Dabei bleiben die Hinterbliebenen in der Tiefenentspannung oder Trance und beantworten diese Frage aus diesem Zustand heraus.

  In aller Regel entsteht der spontane Impuls, zum Verstorbenen in die traumatisierende Szene zu gehen und ihm nahe zu sein, ihn zu halten und zu streicheln. Hinterbliebene wünschen sich meist sehr stark, für ihren geliebten Menschen zu sorgen, auch wenn das für sie bedrohlich und sehr schmerzlich ist.

  Wir bitten die Hinterbliebenen, mit unserer strukturierenden Begleitung und mit der ganzen Kraft ihrer Liebe zum Verstorbenen zu gehen, ihn zu versorgen, ihm nahe zu sein und ihm das Wichtigste zu sagen. Wir bieten den Hinterbliebenen auch an, die spirituelle Begleitgestalt für sich und den Verstorbenen in die Traumasituation mitzunehmen. Da dieser Prozess unter den Bedingungen der Sicherheit einer empathischen Therapeutenbeziehung und auf der Basis einer inneren siche-

ren Beziehung zum Verstorbenen durchgeführt wird, ist dies schmerzlich, aber nicht mehr traumatisierend.
- *Bergen des Verstorbenen aus der Traumasituation und Verbringen an einen heilsamen Ort:* Wir bitten die Hinterbliebenen nun, den Verstorbenen aus der Traumasituation heraus an einen heilsamen Ort zu bringen. Hier entstehen meist sehr haltende, schützende und heilsame Orte, an denen nun die Hinterbliebenen dem Verstorbenen nahe sein können, ihm in aller Stille und Ruhe Wichtiges sagen und ihn versorgen können. Wir lassen hier die Hinterbliebenen längere Zeit verweilen und intensiveren durch kleine Impulse das tröstliche Erleben im Zusammensein mit dem Verstorbenen.
- *Gehenlassen an den sicheren Ort – Aufnehmen in den Körper:* Wir schließen wie oben beim Gespräch auch die imaginative Therapie für den Ego-State des Verstorbenen mit der Aufforderung, den Verstorbenen an seinen sicheren Ort, vorzugsweise im Körper der Hinterbliebenen, zu verorten.

In der nächsten Sitzung fragen wir nach der Wirkung der imaginativen Traumatherapie für den Ego-State des Verstorbenen. Wir fragen auch, ob in der Zwischenzeit noch weitere Traumaerinnerungen bezogen auf den Verstorbenen oder weitere, emotional wichtige Details assoziativ oder auch in Albträumen aufgetaucht sind.

Wir greifen dies auf und bearbeiten diese Aspekte ebenso wie weitere am abgegrenzten heilsamen Aufbewahrungsort aufbewahrte Traumabilder oder -filme, die noch auf eine Bearbeitung warten.

In aller Regel brauchen wir fünf bis sieben Sitzungen für die transformierende Traumatherapie für den Ego-State des Verstorbenen, bis die Hinterbliebenen ihren Verstorbenen sicher geborgen und heilsam bewahrt erleben.

## 6.4 EMDR für das Trauma des Ego-State des Verstorbenen

Das EMDR (Eye Movement Desensitization and Reprocessing) ist für die Traumatherapie, aber auch für die Arbeit mit Trauernden (Botkin u. Hogan 2009; Ebner 2014) insbesondere bei einem Verlusttrauma eine inzwischen sehr bewährte und wirksame Methode. Für die Durchführung des EMDR bei Trauernden und traumatisierten

Hinterbliebenen braucht es die Ausbildung im EMDR bei einer der anerkannten EMDR-Gesellschaften in Deutschland. Bei den folgenden Ausführungen setze ich die Kenntnis des EMDR und Erfahrung mit seiner Anwendung voraus, deshalb werde ich keine Details des Verfahrens darstellen.

Bei einem Verlusttrauma können wir die Wirksamkeit des EMDR für die Hinterbliebenen erhöhen, wenn wir das EMDR wieder direkt im Sinne der bipersonalen Traumatherapie als EMDR für das Trauma des Verstorbenen durchführen. Wir gehen also das bekannte EMDR-Protokoll durch mit folgenden veränderten Fragen und Prozessschritten:

- *Schlimmste Situation oder Moment für den Verstorbenen bei seinem traumatisierenden Sterben:* »Was glauben Sie, war der schlimmste Moment für Ihren lieben Menschen, als er starb?«
- *Negativer Gedanke:* »Was hat Ihr lieber Mensch in diesem Moment wohl gedacht?«
- *Positiver Gedanke:* »Was hätte Ihr lieber Mensch in diesem Moment idealerweise gebraucht?« oder »Welcher andere Gedanke hätte ihm in dieser Situation geholfen?«
- *Die Einschätzung des VoC:* »Wie gut passt dieser positive Gedanke für Ihren lieben Menschen jetzt? «
- *Gefühle und Körperempfindungen:* »Was hat Ihr geliebter Mensch dabei wohl gefühlt, und wie und wo hat er das im Körper gespürt?«
- *Der SUD des Verstorbenen* wird an dieser Stelle nicht erhoben, da es sich von selbst versteht, dass es der höchste SUD von 10 ist.
- *Prozessieren mit bifokaler Stimulation* über Augenbewegung und Tapping. Wir achten zum einen auf die Abreaktion von Verlustschmerz, Trauer, oft auch Wut, zum anderen auf transformierende Bilder, die heilsame Prozesse für den Verstorbenen zeigen.

Wir arbeiten so lange, bis sich Verlustschmerz und die Trauer in einem gut erträglichen Rahmen befinden, dabei muss der SUD nicht auf 0 gehen, oder besser gesagt, er darf nicht auf 0 gehen, weil das traumatisierende Sterben für den Verstorbenen und den Hinterbliebenen schlimm bleiben darf, aber eben nicht mehr traumatisierend, sodass ein SUD von 3 bis 4 ausreicht. Genauso wichtig ist es, dass Bilder auftauchen, die einen heilsamen Prozess für den Verstorbenen zeigen. Sie sind das eigentliche Kriterium einer heilenden EMDR-Sitzung für das bipersonale Verlusttrauma. Solche Bilder, häufig auch Begegnungserfahrungen mit dem Verstorbenen, sind bei dem beschriebenen Vorgehen nach meiner Erfahrung sehr häufig (vgl. auch Botkin u. Hogan 2009). Statt des Körpertests verankern wir diese heilsamen Bilder und Begegnungserfahrungen mit dem Verstorbenen ebenso wie die dabei fließende Liebe im Körper, meist im Herzen oder im Brustkorb.

Natürlich führen wir danach auch die EMDR-Prozesse für die Traumatisierung der Hinterbliebenen durch, die nun allerdings meist milde verlaufen. Häufig sind auch hier ein intensives lösendes Abfließen der Trauer und wieder Begegnungserfahrungen mit dem Verstorbenen zu beobachten.

## 6.5 Herausforderungen und Schwierigkeiten bei der Traumatherapie für den Ego-State des Verstorbenen

Bei der Traumatherapie für den Ego-State des Verstorbenen gibt es verschiedene Herausforderungen und Schwierigkeiten, auf die wir vorbereitet sein sollten und mit denen wir umgehen müssen. Jede Schwierigkeit, jeder Vorbehalt und jede Abwehr haben dabei immer ihren guten Sinn. Deshalb sind Schwierigkeiten im Prozess immer ein Hinweis darauf, dass die Betroffenen beziehungsweise deren Unbewusstes uns damit etwas Wichtiges mitteilen wollen. Immer geht es darum, diese Signale ernst zu nehmen, zu verstehen und entsprechende Lösungsvorschläge zu machen.

- *Generelle Vorbehalte gegenüber der traumatherapeutischen Arbeit für den Verstorbenen:* Manchmal bringen die Hinterbliebenen den Einwand vor: »Was soll das bringen? Mein geliebter Mensch ist doch tot!« Dieser Einwand kommt selten, weil die Hinterbliebenen den Verstorbenen als sehr real erleben und den starken Wunsch haben, etwas für ihn zu tun. Wir müssen diesen Einwand aufgreifen und ihm zunächst zustimmen: »Ja, diese Arbeit mit Ihrem geliebten Menschen ändert nichts an seinem Sterben und Tod – das ist so und das bleibt sehr, sehr schmerzlich.« Hier stellen wir uns auf die Seite der Realität und benennen diese im Sinne der Realisierungsarbeit einfühlsam als eindeutige Realität.

Im nächsten Schritt bieten wir den Hinterbliebenen an, zur Probe imaginativ etwas für den traumatisierten Verstorbenen zu tun, damit sie prüfen können, ob das auch positive Auswirkungen für sie selbst hat. Wir erklären dann auch, dass es um die Arbeit an der inneren Gestalt oder Person des Verstorbenen geht, fachlich ausgedrückt, dass wir mit dem Ego-State des Verstorbenen arbeiten und damit an einem inneren Thema. Wir stellen auch in Aussicht, dass diese Arbeit, wenn auch nicht real für den Verstorbenen, so doch für sie selbst sehr hilfreich, tröstlich und heilsam wirken kann.

- *Massive Entstellungen des Verstorbenen und Zerstörung seines Körpers:* Nicht selten sind die körperlich sichtbaren Traumatisierungen des Verstorbenen besonders bei Unfällen oder Suiziden so massiv, dass für die Hinterbliebenen ein Anblick und ein Bergen nicht mehr möglich sind. So wurde der 20-jährige Sohn aus Fallbeispiel 12 in Kapitel 8, der sich in suizidaler Absicht vor den Zug geworfen hatte, bis zur Unkenntlichkeit grausam zerstückelt. Hier können wir die spirituelle Helfergestalt in diese Szene gehen lassen, damit diese dem Sohn in seinen letzten Sekunden nahe ist. Die Hinterbliebenen wollen dann oft nicht wissen, was die spirituelle Retter- und Helfergestalt im Detail tut. Wichtig ist für sie vielmehr, dass jemand beim Verstorbenen in seiner Traumatisierung bis zur Unkenntlichkeit dabei ist.
- *Abwehr aus Angst vor Retraumatisierung und massivem Verlustschmerz:* Häufig ist die Angst vor der Begegnung mit dem Schrecklichen der Traumatisierung und dem möglichen Verlustschmerz so groß, dass insbesondere das Hineingehen in die Traumatisierungssituation und Versorgen des Verstorbenen unmöglich erscheint.

  Dies akzeptieren wir gänzlich und drängen die Hinterbliebenen keinesfalls. Auch hier können wir wieder die spirituelle Helfergestalt in die traumatisierende Sterbeszene schicken. Der Hinterbliebene kann sich aus der Distanz vorstellen oder imaginieren, was diese spirituelle Gestalt für den traumatisierten Verstorbenen tut.

*Beachte!*

*Erscheint den Hinterbliebenen ein Versorgen des traumatisierten Verstorbenen und ein Bergen aus der Traumasituation nicht möglich, wird diese Aufgabe einer imaginativen, meist spirituellen Helfergestalt übertragen.*

- *Blockaden des Prozesses durch ungeklärte Themen:* Blockaden des Prozesses zeigen sich oft darin, dass die Hinterbliebenen einen deutlichen Widerstand spüren, dass die Traumabilder oder -erinnerungen nicht zugänglich sind, dass sie sich entziehen oder dass die Hinterbliebenen unkonzentriert werden und aus dem Prozess aussteigen. Sehr häufig verbirgt sich dahinter ein ungeklärtes Beziehungsthema, z. B. massive Schuldgefühle, oder eine bisher vermiedene Wut gegen den Verstorbenen. Wir bitten die Hinterbliebenen, die Blockade genauer spüren und sie dann zu fragen: »Was willst du als Blockade mir sagen?« Wir können auch im Gespräch folgende Frage reflektieren: »Welches ungeklärte Beziehungsthema will sich hier zeigen?« Sehr häufig müssen wir dann zunächst die Beziehungsthematik auf der inneren Klärungsbühne lösen, um dann wieder in die heilsame Arbeit mit dem traumatisierten Ego-State des Verstobenen gehen zu können.
- *Blockaden durch massiven Verlustschmerz und Trauerattacken:* Trotz aller stabilisierenden Vorbereitung muss manchmal die Traumatherapie für den Verstorbenen wegen massiver Verlustschmerz- und Trauerattacken unterbrochen werden. Wir stoppen dann den Prozess und greifen diese Gefühle auf, benennen sie und würdigen sie als schmerzlichen Ausdruck der Liebe. Dann bitten wir die Trauernden, mit dem Atem die Trauer abfließen zu lassen, um dann wieder zum Prozess zurückzukehren. Möglicherweise ist das erst in der nächsten Sitzung möglich.

  Entstehen dissoziative Traumareaktionen, führen wir eine Reorientierung im Hier und Jetzt durch und fragen, was die Hinterbliebenen brauchen, um sich noch stabiler zu fühlen.

Im nächsten Kapitel stelle ich nun die in vieler Hinsicht ähnliche Traumatherapie für die Hinterbliebenen vor. Im konkreten Prozess sind beide Traumatherapien häufig eng miteinander verwoben und wechseln sich teils innerhalb einer Sitzung oder von Sitzung zu Sitzung ab.

# 7 Verlusttrauma-Therapie für die Ego-States der Hinterbliebenen

**Fallbeispiel 8: Der traumatisierte Autofahrer, der den für die Freunde tödlichen Unfall verursacht**

Der 65-jährige Autofahrer hat während der Heimfahrt vom Urlaub vermutlich einen Sekundenschlaf. Das Auto, in dem neben ihm seine Ehefrau und auf der Rückbank ein sehr nah befreundetes Ehepaar sitzt, gerät von der Fahrbahn, überschlägt sich mehrmals und stürzt einen tiefen Abhang hinab. Das Auto kommt wieder auf den Rädern zum Stehen, und der Fahrer blickt verwirrt auf seine Ehefrau, die blutend und ohnmächtig, aber wohl lebend neben ihm sitzt. Das befreundete Ehepaar im völlig zerstörten Fond des Wagens gibt kein Lebenszeichen von sich. Im schweren Schock, gänzlich desorientiert, steigt er aus dem Auto, läuft weg und setzt sich zitternd auf eine erhöht liegende Wiese. Von dort schaut er wie gelähmt auf das verunfallte Auto. Bald hört er die Sirenen der Einsatzfahrzeuge und sieht, wie sich die Rettungskräfte um die im Auto verbliebenen Insassen kümmern. Dann wird auch er entdeckt und von den Rettungskräften versorgt. In der Klinik erfährt er, dass seine im künstlichen Koma liegende Frau den Unfall wahrscheinlich überleben wird, aber dass das nahe befreundete Ehepaar beim Unfall verstorben ist.

Der traumatisierte Autofahrer kommt drei Jahre nach dem Unfall und leidet massiv an Schuldgefühlen. Nach der Stabilisierungsphase besprechen wir zunächst kognitiv die Schuldthematik, dann stellen wir die Schuldgefühle vorerst beiseite und arbeiten an der traumatherapeutischen Versorgung der Ego-States der verstorbenen Freunde. Erst dann wenden wir uns seinen Schuldgefühlen wie in Kapitel 8 beschrieben zu. Schließlich geht es um seine eigene, massive Traumatisierung in der geschilderten Unfallsituation und in weiteren nachfolgenden traumarelevanten Situationen: dem Moment, in dem ihm der Tod der beiden Freunde mitgeteilt wurde, dann als er an die Särge der beiden treten musste und schließlich die ihn schwer belastende Bestattungsfeier. Für jede dieser Situationen wird eine eigene Traumaarbeit für den jeweiligen Ego-State des betroffenen Autofahrers durchgeführt. Die Schlüsselfrage lautet jeweils: »Was hätten Sie in der jeweiligen Situation gebraucht, und was können Sie heute für sich in dieser Situation nachholend tun?«

Die traumaheilende Arbeit mit den Hinterbliebenen wird hier in diesem Kapitel eigens dargestellt, aber im konkreten Prozess ist sie oft eng verwoben mit der Traumatherapie für den Verstorbenen. Hier greife ich auch die Anregungen der amerikanischen Trauerliteratur zur traumatischen Trauer auf (Armstrong 2011; Pearlman et al. 2014; Williams et al. 2018), die aber den Ansatz einer Traumatherapie für den Ego-State des Verstorbenen nicht kennen.

> *Beachte!*
>
> *Die Traumatherapie für den Ego-State des Verstorbenen und für die Hinterbliebenen sind im beraterischen oder therapeutischen Prozess häufig eng verwoben.*

So können wir in derselben Sitzung nach (!) der Versorgung des Verstorbenen fragen, was der Hinterbliebene selbst in dieser Verlustsituation gebraucht hätte. Genau diesen zweiten Prozess will ich nun genauer beschreiben. Da dieser Prozess in vielem der traumatherapeutischen Arbeit mit dem Ego-State des Verstorbenen gleicht, fasse ich mich kurz.

## 7.1 Vorbereitung der Verlusttrauma-Therapie für die Ego-States der Hinterbliebenen

Wir erklären den Hinterbliebenen, dass wir uns nun nach der traumatherapeutischen Arbeit mit dem Verstorbenen mit ihnen und ihren eigenen Traumatisierungen beschäftigen werden. Wir erläutern das Ziel, die verschiedenen noch traumatisierten, meist eingefrorenen und betäubten Ego-States des Hinterbliebenen zu versorgen und sie aus der jeweiligen Traumasituation zu bergen. Damit zielen wir auf eine Trauma-Transformation ab, in der ein heilsamer Prozess für die traumatisierten Ego-States der Hinterbliebenen und damit für deren Integration in die eigene Biografie angestrebt wird. Wir arbeiten hier mit mehreren (!) verschiedenen Ego-States der Hinterbliebenen, die in verschiedenen traumatisierenden Situationen rund um den Tod des nahen Menschen entstanden sind.

*Merke!*
*Die Traumatherapie für die Ego-States der traumatisierten Hinterbliebenen bewirkt eine Trauma-Transformation und die Integration der heilsam versorgten und geborgenen Ego-States der traumatisierten Hinterbliebenen.*

Wir klären noch einmal die derzeitige Stabilität der Hinterbliebenen ab und prüfen, ob die innere Beziehung zum Verstorbenen sicher ist. Zur Vorbereitung gehört auch die Frage, wie der heilsame Ort aussehen soll, an den die Ego-States der Hinterbliebenen nach ihrer Bergung aus der jeweiligen Traumasituation geführt werden sollen. Dort sollen die Ego-States der Hinterbliebenen Halt und Schutz finden. Über die heilsamen Qualitäten dieses Ortes wie eine angenehme Wärme können sich die dissoziativen Traumareaktionen lösen, die Schmerzen der Traumatisierung und des Verlustes gelindert werden und ein Stück weit abheilen. Auch hier sind hilfreiche nahe Menschen oder heilsame, oft spirituelle Ressourcengestalten wichtig.

Wir bearbeiten in aller Regel zuerst die Situation, in der die Hinterbliebenen den Tod des nahen Menschen erlebt haben, auf die Todesnachricht gewartet haben oder von dem Tod erfahren haben. Dazu stellen wir folgende Fragen:

- Was sind die massivsten traumatisierenden Momente in dieser schlimmsten Verlusttrauma-Situation?
- Was haben die Hinterbliebenen dabei ganz unmittelbar emotional und auf der Körperebene erlebt?
- Was waren ihre ersten, insbesondere dissoziativen Traumareaktionen?
- Wie wurde der Moment erlebt, in dem der Tod des nahen Menschen trotz der Dissoziation wahrgenommen wurde?
- Was waren die ersten Verlustgefühle und -reaktionen?

Wir können diese Fragen wieder ganz im Gespräch bearbeiten, sodass die Hinterbliebenen von ihrer eigenen Traumatisierung erzählen und dabei in einer sicheren Distanz bleiben. Wir können aber auch die für die Hinterbliebenen relevanten einzelnen Traumaszenen imaginativ wieder über die Bildschirmtechnik auf einen Bildschirm oder eine Leinwand projizieren und die Vorgänge der Traumatisierung aus einer sicheren Beobachterposition wahrnehmen lassen.

Bei der genaueren Erkundung der Traumatisierung der Hinterbliebenen können dissoziative Reaktionen auftreten, die wir sofort aufgreifen und mit den bekannten Methoden der Reorientierung über den Atem und die Körperwahrnehmung im Hier und Jetzt lösen. Die ebenfalls auftretenden Verlust- und Trauerreaktionen bringen wir über den Atem ins strukturierte Abfließen.

## 7.2 Nachholende Traumatherapie der Hinterbliebenen als Trauma-Transformation

Wir führen nun den zweiten Teil der Trauma-Transformation durch das Versorgen und Bergen der Ego-States der Hinterbliebenen durch. Im Wesentlichen gelten hier dieselben Regeln und Vorgehensweisen wie bei der Traumaarbeit mit dem Ego-State des Verstorbenen.

Die nachholende Traumatherapie besteht wieder aus den folgenden bekannten Elementen:

- nachholende Erstversorgung in den traumatisierenden Verlustsituationen
- Bergen der Ego-States der Hinterbliebenen aus den verschiedenen traumatisierenden Verlustsituationen
- nachholende Therapie der Ego-States der Hinterbliebenen an einem heilsamen Ort
- Integration der therapierten Ego-States der Hinterbliebenen

Wir bearbeiten verschiedene traumatisierende Situationen im Umkreis des traumatischen Verlustes mit dem jeweils dort entstandenen traumatisierten, meist noch fixierten Ego-State der Hinterbliebenen.

### 7.2.1 Schlüsselfragen für die Traumatherapie der Hinterbliebenen

Die beiden zentralen Schlüsselfragen, die wir im Gespräch oder in der Trance den Klientinnen stellen, lauten nun für die Traumatherapie der Ego-States der Hinterbliebenen: »Was hätten Sie selbst in dieser Sie traumatisierenden Situation gebraucht?« und »Wen an Ihrer Seite hätten Sie in dieser schrecklichen Situation gebraucht?«

Gerade die zweite Frage ist sehr wichtig, da die meisten Betroffenen in der traumatisierenden Verlustsituation einen vertrauten nahen Menschen in ihrer unmittelbaren Nähe wünschen.

> *Merke!*
> *Die beiden Schlüsselfragen für die traumatherapeutische Versorgung der Hinterbliebenen lauten: »Was hätten Sie selbst in der traumatisierenden Situation gebraucht?« und »Wen an Ihrer Seite hätten Sie gebraucht?«*

Wir bitten die Hinterbliebenen im Gespräch, verschiedene Möglichkeiten der traumaheilenden Versorgung durch den genannten vertrauten Menschen zu reflektieren. Dabei unterstützen wir die Hinterbliebenen mit unseren Anregungen und machen auch konkrete Vorschläge, wie z. B.: »Ich könnte mir vorstellen, dass Ihr Sohn in Ihrer Verwirrung neben Ihnen sitzt und Sie einfach hält« oder »Vielleicht ist es der einfache Satz ›Ich bin jetzt da!‹, der Ihr Zittern beruhigt.«

Dabei können wir als Beraterinnen und Therapeuten auf die fundierten Erfahrungen der Krisenintervention und Notfallseelsorge zurückgreifen, die ganz konkrete Interventionen der Erstversorgung in Unfallsituationen oder bei der Überbringung einer Todesnachricht entwickelt haben (Gerngroß 2015; Hausmann 2016; Müller-Lange, Rieske u. Unruh 2013). Wir setzen also nachholend im Gespräch und in der Imagination die aus der Krisenintervention bekannten Interventionen ein.

Oft sind es ganz basale und scheinbar einfache Dinge, die den Hinterbliebenen in solchen Situationen helfen, wie das Reichen eines Taschentuches für den Schweiß auf der Stirn oder eines Glas Wassers für den trockenen Mund. Oft ist es tröstlich, wenn die nahe vertraute Person oder eine imaginierte Helfergestalt den Hinterbliebenen die Hand hält oder ihnen die Hand auf die Schulter legt. Ganz wichtig sind rituelle Sätze für die Hinterbliebenen: »Ich bin jetzt in dieser für dich schrecklichen Situation da« oder »Das ist schrecklich – für dich und deinen lieben Menschen.« Wir erarbeiten diese Sätze oder schlagen auch verschiedene Formulierungen vor und sprechen sie dann direkt den Hinterbliebenen gegenüber aus. Damit werden wir in der aktuellen Beratungs- oder Therapiesituation zur direkten Helfergestalt für den damals – und heute immer noch – traumatisierten Hinterbliebenen.

Ich betone hier, dass wir die traumatherapeutische Versorgung nachholend auch dann durchführen, wenn in der Akutsituation eine optimale Krisenintervention stattfand. In der Akutsituation konnten die Maßnahmen bei den Hinterbliebenen wegen der sofort einsetzenden dissoziativen Traumareaktionen nicht in der Tiefe wirken. Zudem gibt es immer Momente, in denen noch keine Krisenintervention präsent sein konnte. Im obigen Fallbeispiel 8 ist es die Situation, in der der Unfallfahrer auf seine verletzte Frau und dann auf seine leblosen Freunde schaut, verwirrt aus dem Auto steigt und zunächst allein und traumatisiert auf der Wiese sitzt. Auch beim Auffinden eines suizidierten nahen Menschen ist kein Kriseninterventionsdienst präsent.

### 7.2.2 Traumatherapeutische Versorgung der Ego-States der Hinterbliebenen

Wir bitten nun die Hinterbliebenen im Gespräch, sich konkret vorzustellen, wie die erarbeiteten Hilfsmöglichkeiten für sie in ihrer damaligen, jetzt präsenten traumatisierenden Situation umgesetzt werden, und lassen sie dann deren Wirkung emotional und körperlich spüren.

Arbeiten wir mit der Bildschirmtechnik und der Imagination, lassen wir imaginativ die vom Hinterbliebenen genannte nahe Vertrauensperson die Versorgung der Ego-States der Hinterbliebenen durchführen. Sind die Hinterbliebenen stabil genug, können sie auch selbst mit ihrem heutigen Ich, also dem Erwachsenen-Ego-State, und mit unserer Anleitung den traumatisierten Ego-State des Hinterbliebenen versorgen und bergen. Dies stellt jedoch eher die Ausnahme dar, weil die Hinterbliebenen meist zu nahe am traumatisierten Ego-State sind und mit ihm verschmelzen und nicht mehr hilfreich handeln können. Schließlich kann die Versorgung und Bergung auch durch eine imaginative, meist spirituelle Helfergestalt durchgeführt werden.

> *Beachte!*
>
> *Das traumatherapeutische Versorgen und Bergen der Ego-States der Hinterbliebenen wird in aller Regel durch die imaginierte nahe Vertrauensperson oder eine imaginierte, meist spirituelle Helfergestalt durchgeführt.*

Im obigen Fallbeispiel 8 wählte der Klient spontan seinen erwachsenen Sohn, der ihm auf der Wiese nahe sein, ihm einen Mantel umlegen und ihn in seinen Armen halten sollte. Ich habe diesen Wunsch aufgegriffen und den Hinterbliebenen gebeten, sich die körperliche und emotionale Nähe seines Sohnes konkret vorzustellen. Als der Klient spontan seine Augen schloss, konnte ich den Prozess als Imagination fortsetzen.

Führen wir eine explizite imaginative traumatherapeutische Versorgung des Hinterbliebenen durch, bitten wir die Helfergestalt, z. B.

einen Engel, in die traumatisierende Situation zu gehen und den Ego-State des Hinterbliebenen zu versorgen. Wie beim Gespräch unterstützen wir diesen Prozess durch unsere Anregungen und Impulse, indem wir z. B. die Helfergestalt bitten, ihr Licht wie einen wärmenden Mantel um den Hinterbliebenen zu legen.

Wir achten darauf, dass alle versorgenden Maßnahmen auch auf der Körperebene im Sinne der stabilisierenden Körperarbeit (Kapitel 5.1 und 10.3) realisiert werden, dass also z. B. die Helfergestalt den Hinterbliebenen körperlich tröstend berührt, ihn körperlich erfahrbar hält und stützt. Dies lassen wir dann den Ego-State des Hinterbliebenen ebenfalls im Körper als Körperempfindungen spüren und verankern sie jetzt im Körper des Hinterbliebenen.

*Beachte!*

*Bei der traumatherapeutischen Arbeit mit den Hinterbliebenen ist das körpertherapeutisch haltende und körperlich spürbare Vorgehen zentral.*

Dabei können wir von der imaginierten, indirekten Körperarbeit in die direkte Körperarbeit gehen, indem wir nach Rückfrage beispielsweise unsere Hand auf den Unterarm des Hinterbliebenen legen oder ihm eine wärmende Decke reichen.

### 7.2.3 Bergen der Ego-States der Hinterbliebenen und Traumatherapie am heilsamen Ort

Im nächsten Schritt bitten wir die Hinterbliebenen, sich vorzustellen oder zu imaginieren, wie die Helfergestalt den Ego-State des Hinterbliebenen aus der traumatisierenden Verlustsituation herausführt. Auch dies ist in der akuten Krisenintervention eine wichtige Intervention, um die Hinterbliebenen vor weiteren Traumatisierungen zu bewahren und ihnen Schutz zu geben. Nun führen wir die Ego-States der Hinterbliebenen in der Vorstellung oder imaginativ an den heilsamen Ort, den wir in der Vorbereitung kreiert haben, und bitten die Helfergestalten, diese Ego-States weiter das Trauma und den Verlustschmerz lindernd und tröstend zu versorgen. Dabei verankern wir wieder jeden heilsamen Prozess im Körper der Hinterbliebenen, indem wir beispielsweise eine Erleichterung durch ein bewusstes Aufatmen körperlich spüren lassen.

Ziel dieser heilsamen Arbeit mit den Ego-States der Hinterbliebenen an dem heilsamen Ort ist es, die Traumareaktionen der Dissoziation, des Freezings und Numbings ein gutes Stück zu lösen und den Verlustschmerz und die Trauer zu lindern. Wir bitten die Hinterbliebenen, sich auch zu Hause, z. B. vor dem Einschlafen, immer wieder die Versorgung der eigenen Ego-States vorzustellen. Wir ergänzen dies mit konkreten Verhaltensaufgaben, z. B. sich immer wieder an der durch die Traumatisierung noch schmerzenden Herzgegend zu massieren.

Wir haben nun die traumatherapeutische Arbeit mit den Ego-States der Hinterbliebenen im Sinne einer Trauma-Transformation in ihrer prinzipiellen Struktur beschrieben. Je nach traumatisierender Verlustsituation müssen wir jedoch weitere Details berücksichtigen.

## 7.3 Traumatherapie für die Hinterbliebenen in Situationen mit dem verstorbenen nahen Menschen

Wie im obigen Fallbeispiel 8 erleben viele Hinterbliebene das traumatisierende Sterben des nahen Menschen unmittelbar mit. Neben der akuten Sterbesituation sind weitere Situationen mit dem Verstorbenen traumatisierend, so z. B. die Situation des Auffindens des Verstorbenen, die Situation seiner Identifizierung und nicht selten auch das erste Erblicken des Verstorbenen im Sarg.

Für die traumatherapeutische Arbeit mit den Hinterbliebenen müssen wir uns noch einmal die besondere, intensive Loyalität zum Verstorbenen in diesen Situationen vergegenwärtigen:

- Hinterbliebene wollen dem geliebten Menschen in seinem Sterben nahe sein, damit dieser nicht allein ist.
- Hinterbliebene wollen in aller Regel deshalb in die traumatisierende Verlustsituation gehen, auch wenn sie selbst dadurch traumatisiert werden.
- Hinterbliebene bedauern es in aller Regel sehr, wenn sie nicht in der traumatisierenden Verlustsituation dabei sein konnten, und empfinden darüber Versäumnis- und Schuldgefühle.
- Hinterbliebene, die in der Sterbesituation nicht dabei sein konnten, imaginieren ihre Präsenz nachträglich.
- Hinterbliebene wollen trotz der eigenen Traumatisierung alles noch Mögliche für den sterbenden nahen Menschen tun, z. B. sein Leiden lindern.
- Hinterbliebene wollen so lange wie möglich bei dem Verstorbenen in seiner Sterbesituation bleiben. Dies wird beim Sterben

in der Hospizsituation und inzwischen auch in vielen Kliniken berücksichtigt.
- Hinterbliebene wollen erst den Verstorbenen versorgt wissen, bevor sie sich um das eigene Befinden kümmern wollen.

Die Mutter der im Lichtbogen verbrannten Tochter aus Fallbeispiel 3 in Kapitel 3 will den verbrannten Leichnam ihrer Tochter versorgen, waschen und für die Bestattung ankleiden. Ihr wird von den Angehörigen, vom Arzt und vom Bestattungsunternehmen dringend abgeraten. Sie bleibt bei ihrer Entscheidung und ist trotz einer erneuten Traumatisierung froh, den erschreckenden Anblick des verbrannten und versehrten Körpers ihrer Tochter ausgehalten und ihn versorgt zu haben. Beim Versorgen ihrer Tochter konnte sie eine zwar sehr schmerzliche, aber sehr intensive Nähe zu ihr erleben, die sie trotz der immer wieder auftauchenden Flashbacks von den Verbrennungswunden nicht missen möchte.

Die Loyalitätsgefühle zum Verstorbenen in den verschiedenen traumatisierenden Sterbe- und Verlustsituationen sind also besonders intensiv und müssen unbedingt aufgegriffen, gewürdigt und anerkannt werden, bevor an die Versorgung der Hinterbliebenen selbst gedacht wird. Wir fragen also zuerst, was der Ego-State des Verstorbenen braucht, und dann, was der Ego-State des Hinterbliebenen in der traumatisierenden Verlustsituation braucht. Dann lassen wir beide in der genannten Reihenfolge durch eine imaginierte spirituelle Helfergestalt versorgen und aus der Traumasituation bergen und an einen gemeinsamen heilsamen Ort bringen.

Hier ist also die Traumatherapie für den Verstorbenen und für den Hinterbliebenen in einem Prozess der gemeinsamen Versorgung und Bergung eng verwoben.

## 7.4 Verlusttrauma-Therapie bei einer miterlebten traumatisierenden Verlustsituation mit eigener Lebensbedrohung durch Tötungsandrohung

**Fallbeispiel 9: Die eigene Lebensgefahr und der Tod der anderen**

Der 16-jährige Schüler erlebt, wie der Amokläufer mit einem Gewehr in das Klassenzimmer stürmt. Er schießt zuerst auf die Lehrerin und die Mädchen in den ersten Stuhlreihen, dann auf die anderen

Mitschüler. Dem Schüler gelingt es, sich hinter einer umgestürzten Schulbank zu verschanzen. Er überlebt die Amoksituation. Erst dann sieht er, dass die Lehrerin und sechs seiner Schulkameradinnen tot sind, darunter das Mädchen, in das er sich vor Kurzem verliebt hatte.

Wie in diesem Beispiel gibt es traumatisierende Verlustsituationen, in denen die Hinterbliebenen neben dem Tod ihres nahen Menschen auch selbst einer unmittelbaren, direkten Lebensbedrohung ausgesetzt waren. Dies stellt bei vielen Verlusttraumata in kriegerischen Auseinandersetzungen (Currier a. Holland 2012), Bürgerkriegen, Vertreibungsaktionen, Fluchterfahrungen (Nickerson et al. 2014), bei Amokläufen und Terroranschlägen (Dyregov, Dyregov a. Kristensen 2015) eine eigene lebensbedrohliche und damit traumatisierende Situation dar.

Hier geht es für die Betroffenen zunächst um das eigene elementare Überleben und die entsprechenden reflexhaften Überlebensreaktionen, die das eigene Leben schützen und sichern. Zwar würden die Betroffenen sich auch für das Überleben der Angehörigen einsetzen, doch ist dies entweder aufgrund des Freezings nicht möglich, wird von den Angreifern verhindert oder ist angesichts der eigenen Todesbedrohung sinnlos. Dennoch empfinden die Überlebenden die Rettung ihres eigenen Lebens als Verrat gegenüber den anderen Getöteten und entsprechend eine sehr große Überlebensschuld, die wir dann später wie in Kapitel 8 beschrieben bearbeiten.

Für die nachholende bipersonale Traumatherapie bedeutet die eigene konkrete Lebensbedrohung, dass wir in der nachholenden Traumatherapie beide, den Verstorbenen und den Hinterbliebenen, durch eine spirituelle Helfergestalt gleichzeitig versorgen und bergen.

*Beachte!*

*In einer traumatischen Verlustsituation mit einer Tötungsandrohung für den überlebenden Hinterbliebenen lassen wir in einem gleichzeitigen Prozess den traumatisierten Hinterbliebenen und den getöteten nahen Menschen durch eine spirituelle Helfergestalt versorgen und bergen.*

Wir lassen die spirituelle Helfergestalt zunächst den von der Tötungsdrohung bedrohten Ego-State des Hinterbliebenen schützen und die Lebensgefahr beenden. Dann wendet sich die Helfergestalt dem getöteten Menschen zu, versorgt diesen und bringt dann beide Ego-States aus der traumatisierenden Verlustsituation. Gegenüber dem Hinterbliebenen betonen wir, dass seine Lebensbedrohung zu Ende ist. Gleichzeitig erkennen wir die schmerzliche Realität an, dass für den Getöteten das Leben beendet ist und damit für den Hinterbliebenen im Sinne des prolongierten Verlusttraumas der Verlust und dessen Folgen nicht beendet sind.

## 7.5 Traumatherapie für die Hinterbliebenen in traumatisierenden Situationen ohne den Verstorbenen

**Fallbeispiel 10: Mitten aus dem Schlaf gerissen das Schlimmste erfahren**

Die Eltern werden morgens um vier Uhr aus dem Schlaf gerissen. Sie öffnen schlaftrunken die Haustüre, vor der die Polizei und der Kriseninterventionsdienst stehen. Den Eltern wird dann der Unfalltod ihres 20-jährigen Sohnes nach dessen Diskobesuch mitgeteilt. Die Eltern sind verwirrt, verstehen zunächst gar nichts und zittern vor Kälte. Während dann der Vater schreiend zusammenbricht, erstarrt die Mutter gänzlich. Auch der Kriseninterventionsdienst und die Polizei scheinen überfordert zu sein.

Auch wenn die Hinterbliebenen den Tod des nahen Menschen nicht unmittelbar erlebt haben, gibt es weitere traumatisierende Situationen (vgl. Kapitel 1.3), in denen die Ego-States der Hinterbliebenen eine nachholende Traumatherapie wie in diesem Fallbeispiel 10 brauchen. Ich nenne hier noch einmal folgende häufige traumatisierende Situationen:

- Überbringung der Todesnachricht durch Polizei oder Kriseninterventionsdienst
- Mitteilung des Todes durch Angehörige, Freunde oder Nachbarn, nicht selten am Telefon
- zufälliges Erfahren des Todes etwa durch Medien oder soziale Medien
- indirektes Miterleben des Sterbens des nahen Menschen, z. B. im Nebenraum
- Wartesituationen bis zum Erfahren der Todesnachricht

- inkompetenter Umgang mit den Hinterbliebenen durch Rettungskräfte, Ärzte oder Polizei, Bestattungsunternehmen u. a.
- Verschließen und Wegbringen des Sarges
- Befragung durch die Polizei
- spätere Gerichtsverhandlungen

Häufig gibt es auch wie im obigen Fallbeispiel 8 nach dem Miterleben des Todes des nahen Menschen anschließend weitere traumatisierende Situationen. Oft sind das kleine, scheinbar unwichtige Situationen im Umkreis des Todes eines nahen Menschen, die aber durch die eingetretene Vulnerabilität der Hinterbliebenen massiv traumatisierend wirken können. Hier müssen wir sehr genau nachfragen, damit wir keine Traumatisierungssituation der Hinterbliebenen übersehen.

Auch für solche Situationen stellen wir die beiden oben genannten Schlüsselfragen, welche Art der Versorgung und welche vertraute Person sie in der weiteren Traumasituation gebraucht hätten.

So überlege ich mit den Eltern im obigen Fallbeispiel 10, wer bei ihnen in der Situation der Todesmitteilung hätte dabei sein sollen und was sie in dieser Situation gebraucht hätten. Für beide Eltern wäre es wichtig gewesen, dass ihre ältere Tochter dagewesen wäre und sie ihnen eine wärmende Wolldecke umgelegt hätte. Ich bitte die Eltern, sich dieses konkret vorzustellen und – sofern sie möchten – dabei die Augen zu schließen. Beide Eltern beginnen zu weinen. Ich ermutige sie, sich gegenseitig zu halten, jetzt den Schock und die Erstarrung in das Weinen lösen zu lassen und die Wärme des Weinens zu spüren.

Auf meine Frage, welcher heilsame Ort für sie beide jetzt gut wäre, antworten beide, dass es ein Ort voller Wärme sein müsste und an dem auch ihr verstorbener Sohn dabei ist.

Nach dem traumatherapeutischen Versorgen in der traumatisierenden Situation führen wir die Betroffenen aus der traumatisierenden Situation zum heilsamen Ort für die Hinterbliebenen.

## 7.6 Herausforderungen und Schwierigkeiten bei der Traumatherapie für die Hinterbliebenen

Wie bei der Traumatherapie für den Ego-State des Verstorbenen gibt es auch in der versorgenden und heilenden Arbeit mit den Hinterbliebenen einige Herausforderungen, mit denen wir aktiv umgehen sollten. Wenn es zur Abwehr der Traumatherapie oder zu Blockaden in der Traumaarbeit kommt, spielt nicht so sehr die Sorge vor einer Retraumatisierung und der Aktualisierung des Verlustschmerzes eine Rolle, als vielmehr die Loyalitätsthematik.

Manche Hinterbliebenen wehren die Traumatherapie für die eigenen Ego-States ab, weil sie angesichts der Traumatisierung und des Todes des nahen Menschen glauben, keine eigene Traumatherapie zu verdienen oder zu brauchen. Hier weisen wir darauf hin, dass wir den Verstorbenen traumatherapeutisch schon versorgt haben und dass vermutlich auch er wollte, dass die Hinterbliebenen in ihrer Traumatisierung gut versorgt würden. Bei dieser Abwehr der Hinterbliebenen steht oft auch ein eigenes Lebensskript im Hintergrund, demzufolge sie sich nicht um sich selbst kümmern dürfen. In diesem Fall braucht es eine eigene psychotherapeutische, biografisch angelegte Bearbeitung des Lebensskriptes.

Schließlich sind die Blockaden in der Traumatherapie für die Hinterbliebenen sehr häufig auf deren Gefühle der Überlebensschuld und weiterer Schuldgefühle gegenüber dem Verstorbenen zurückzuführen. Näheres zur Bearbeitung findet sich im folgenden Kapitel 8.

# 8 Beziehungsarbeit bei einem Verlusttrauma – Die Therapie der traumatisierten inneren Beziehung

**Fallbeispiel 11: Wie Schuldgefühle die Beziehung zum dreijährigen verstorbenen Sohn verhindern**

Eine Mutter, deren dreijähriger Sohn auf der Rückbank sitzt, verursacht durch überhöhte Geschwindigkeit einen Autounfall, bei dem ihr Sohn ums Leben kommt. Sie selbst überlebt den Unfall. Sie erfährt von den schrecklichen Folgen des Unfalls, als sie einige Tage nach dem Unfall aus ihrem Koma erwacht. Neben den massiven Traumareaktionen und einem intensivsten Verlustschmerz leidet sie unter schweren Schuldgefühlen, ist deshalb immer wieder suizidal und beschuldigt sich mit hasserfüllten inneren Vorwürfen selbst. Sie wagt es zunächst nicht, ihrem Sohn imaginativ gegenüberzutreten und in seine Augen zu schauen. Sie hört aber als Flashback immer wieder den Schrei ihres Sohnes bei dem Unfall von der Rückbank des Autos.

**Fallbeispiel 12: Nicht enden wollende Wut und Schuldgefühle nach dem Suizid des Sohnes**

Ein Vater, dessen 21-jähriger Sohn sich suizidiert hatte, kommt ein halbes Jahr nach dessen Tod, weil er massiven Zorn auf seinen Sohn verspürt. Immer wieder überfällt ihn diese Wut, und sie scheint noch heftiger zu werden. Zugleich hat er keinen Zugang zu seiner Trauer, die unter dem Schock des Suizids wie abgeschaltet erscheint. Der Sohn hatte vor seinem Suizid eine Depression entwickelt, die aber nach einer Behandlung im Abklingen war. Deshalb wollte der Sohn wieder sein Studium aufnehmen. Der Vater brachte ihn zum Bahnhof für die Abfahrt zum Studienort. Noch im Auto sitzend, nahm der Vater vor dem Bahnhof seinem Sohn das Versprechen ab, dass dieser sich nichts antun dürfe. Fünf Tage später meldet sich die Polizei und teilt den Eltern mit, dass sich ihr Sohn vor einen Zug geworfen hat. Der Vater ist entsetzt und schockiert, aber zugleich fühlt er sich von seinem Sohn verraten, weil dieser sein im Auto gegebenes Versprechen gebrochen hat. Sofort spürt der Vater neben seiner Erstarrung eine ungeheure Wut über den Bruch des Versprechens. Zugleich stellt sich ein schweres Schuldgefühl ein, weil der Vater sich den Vorwurf macht, dass er seinen Sohn zu früh zur Wiederaufnahme des Studiums ermutigt hatte. Auch seine kaum steuerbare flashbackartige Wut verursacht bei dem Vater Schuldgefühle.

Im ersten Fallbeispiel ist die Beziehung der Mutter zu ihrem verstorbenen dreijährigen Sohn gänzlich durch die Schuldgefühle und die damit verbundenen Flashbacks blockiert und behindert. Aus Angst vor der Reaktion ihres Sohnes wagt sie keine direkte innere Begegnung mit ihm. Im zweiten Beispiel ist die innere Beziehung des Vaters zu seinem suizidierten Sohn vor allem durch seine Wut über das gebrochene Versprechen massiv belastet und traumatisiert.

Die beiden Fallbeispiele machen deutlich, dass zur Arbeit an einem Verlusttrauma in den allermeisten Fällen, insbesondere beim Suizid des nahen Menschen, auch die Therapie der inneren Beziehung zum Verstorbenen gehört, weil diese praktisch immer traumatisiert und blockiert ist (vgl. Kapitel 3.4).

> *Beachte!*
>
> *Bei einem Verlusttrauma ist meist auch die innere Beziehung zum Verstorbenen traumatisiert und blockiert. Dies gilt in besonderer Weise für den Verlust durch Suizid des Verstorbenen. Deshalb muss immer auch die innere Beziehung zum Verstorbenen traumatherapeutisch bearbeitet werden.*

Die Beziehungsarbeit bei einem Verlusttrauma besteht zunächst in der stabilisierenden Beziehungsarbeit (vgl. Kapitel 5.2), dann wie in diesem Kapitel dargestellt in der klärenden Arbeit an der traumatisierten, oft blockierten inneren Beziehung zum Verstorbenen, und schließlich in einer Transformation der inneren Beziehung zu einer sicheren und zugleich freien Beziehung (vgl. Kapitel 11.3).

Die Beziehungsarbeit ist immer eng verschränkt mit der Realisierungsarbeit, wie sie im nächsten Kapitel dargestellt wird. Dabei werden in der Realisierungsarbeit die Hinterbliebenen behutsam mit bisher vermiedenen Aspekten des Verlusttraumas und mit der Realität der bleibenden Abwesenheit des Verstorbenen konfrontiert. Auch wenn hier die Arbeit an der traumatisierten Beziehung und die behutsame Realisierungsarbeit in zwei Kapiteln getrennt voneinander dargestellt werden, pendelt die Verlusttrauma-Beratung und Verlusttrauma-Psychotherapie zwischen diesen Prozessen oft in derselben Sitzung.

> *Beachte!*
>
> *Die klärende Beziehungsarbeit an der traumatisierten Beziehung zum Verstorbenen ist eng mit der Realisierungsarbeit verwoben, sodass der gesamte Prozess zwischen der klärenden Beziehungsarbeit und der behutsam konfrontierenden Realisierungsarbeit hin- und herschwingt.*

## 8.1 Der Zugang zu einer dissoziativ blockierten inneren Beziehung

Wir erarbeiten mit den Hinterbliebenen schon früh in der Stabilisierungsphase einen Zugang zu dem Ego-State des Verstorbenen. Wir versuchen, so bald als möglich eine innere sichere Beziehung zum Verstorbenen zu installieren. Diese kann allerdings über längere Zeit durch die dissoziativen Traumareaktionen gedämpft oder eingefroren sein (vgl. Fallbeispiel 5 in Kapitel 4). Wir würdigen die Beziehungsblockade durch die Traumareaktion als Ausdruck des Schocks und des Erschreckens über das, was mit dem Verstorbenen in seinem traumatisierenden Sterben geschehen ist. Dann laden wir über zwei bewährte Zugangswege die Hinterbliebenen ein, einen inneren Kontakt herzustellen:

- *Zugang zum Verstorbenen über Erinnerungsarbeit:* Hier bitten wir die Hinterbliebenen, eine Szene aus der Erinnerung in die Imagination zu holen, dann imaginativ in diese Erinnerungsszene zu gehen und in dieser nun aktualisierten Szene eine Begegnung mit dem Ego-State des Verstorbenen zu erleben. Dabei tauchen zunächst Gefühle des Verlustschmerzes und der Trauer auf. Wir leiten die Hinterbliebenen an, diese Gefühle genau wahrzunehmen, um dann durch die Trauer hindurch Nähe und Verbundenheit zu spüren. Wir heben diese Beziehungsgefühle hervor und lassen die Hinterbliebenen sie über den Körper genauer wahrnehmen und spüren.
- *Zugang zum Verstorbenen über Körperarbeit:* Ein meist sicherer Weg, die Präsenz des Verstorbenen und die bislang unterbrochene oder blockierten Beziehung zu spüren, ist die Körperarbeit. Wir bitten die Hinterbliebenen, auf kleinste Gefühle der Verbundenheit zu achten, diese dann im Körper als Körperempfindung zu spüren, die Hand auf diese Körperstelle zu legen und die Körperwahrnehmung der Verbundenheit stärker werden zu lassen. Auch bei dieser Arbeit werden Verlustschmerz und Trauer auftauchen, die wir zum Abfließen einladen, damit sich die Blockaden der Dissoziation und Vermeidung lösen können und die Beziehungsgefühle und damit die Präsenz des Verstorbenen im Körper spürbar werden.

Weitere Zugangsmöglichkeiten zum Verstorbenen wie die Begegnung auf der inneren Bühne sind im Kapitel 5 zu finden. Wird wie bei fast allen Verlusttraumata die innere Beziehung nicht nur durch die dissoziativen Traumareaktionen, sondern wie in den obigen Fallbeispielen zusätzlich durch massive Beziehungsstörungen blockiert, müssen diese zuerst bearbeitet werden. Über die Klärungsarbeit durch Briefe oder die Stuhlarbeit wird eine innere Beziehung hergestellt, die über die Klärungsprozesse dann zu einer nahen und emotionalen Beziehung werden kann.

> *Beachte!*
>
> *Wird die innere Beziehung zum Verstorbenen vor allem durch ungeklärte Themen oder intensive Emotionen wie Wut oder Schuldgefühle blockiert, hat die Klärungsarbeit Vorrang. Hier gilt die systemische Regel, dass Störungen Vorrang haben.*

Wie die Klärung einer durch massive Konflikte und Störungen blockierten inneren Beziehung aussieht, werden wir jetzt sehen.

## 8.2 Vorbereitungen für die Arbeit an der traumatisierten inneren Beziehung

Für die Klärung und Lösung der Traumatisierung und damit der Blockade der inneren Beziehung zum Verstorbenen brauchen wir verschiedene Möglichkeiten des inneren Dialogs. Dabei greifen wir auf, was alle Hinterbliebenen eines Verlusttraumas spontan, oft aber auch ganz bewusst ausüben: das innere – laute, leise oder stumme – Gespräch, oft auch die Diskussion mit dem Verstorbenen, genauer müssten wir sagen: mit dem Ego-State des Verstorbenen. Wir führen nun systematisch innere Gespräche und Begegnungen mit dem Ego-State des Verstorbenen durch, über die die belastete und traumatisierte Beziehung zugänglich, erlebbar und veränderbar wird. Wie bei allen Teilschritten bitten wir im Sinne des informed consent um Zustimmung für die Arbeit an der inneren Beziehung über eine der folgenden dialogischen Methoden:

- *Innerer Dialog über Briefe:* Wir bitten die Hinterbliebenen, in Briefen an ihren Verstorbenen die verschiedensten Themen, ungelöste Konflikte oder virulente Gefühle in direkter Anrede zu formulieren. Wir leiten sie dabei an, dies in konzentrierter Form und in einfachen, rituellen Sätzen zu tun. Dann bitten wir die Hinterbliebenen, diesen Brief verschlossen unter einem Stein auf das Grab zu legen oder den Brief am Grab dem Verstorbenen vorzulesen. Wir bitten die Hinterbliebenen, darauf zu achten, welche Bilder, Einfälle und inneren Gespräche in der Folgezeit entstehen, die wir dann in den Sitzungen aufgreifen. Wir können die Hinterbliebenen auch anleiten, den Brief dem im gegenüberstehenden Stuhl imaginierten Verstorbenen vorzutragen.

- *Innerer Dialog über gestalttherapeutische Stuhlarbeit:* Diese bekannte Methode aus der Gestalttherapie brauche ich nicht genauer vorzustellen. Wir bitten die Hinterbliebenen, den Verstorbenen im gegenüberstehenden Stuhl zu imaginieren, um dann das zu klärende Thema oder blockierende Gefühl in diese Begegnung einzubringen. Wichtig ist, dass wir die Hinterbliebenen unterstützen, ihr Anliegen in kurzen, knappen und damit rituellen Sätzen zu formulieren. Wir bitten sie dann, auf die Reaktion des imaginierten Gegenübers in seinem Stuhl zu achten, um dann selbst wieder zu spüren, was diese Reaktion bei ihnen auslöst und welche Antwort bei ihnen entsteht. Ich möchte ausdrücklich betonen, dass wir in dieser Arbeit die Hinterbliebenen *nicht* zu einem Rollenwechsel in den Stuhl des Verstorbenen bitten, da wir sonst zu einer zu verschmelzenden, oft auch destruktiven Identifikation mit dem Verstorbenen einladen würden.

*Beachte!*

*Bei der dialogischen Stuhlarbeit und den anderen dialogischen Methoden wird kein (!) Rollenwechsel vorgenommen. Die Hinterbliebenen bleiben in ihrer Position, der angesprochene imaginierte Ego-State des Verstorbenen bleibt in der Position als Gegenüber.*

- *Innerer Dialog an einem imaginativen Klärungsort oder auf einer Klärungsbühne:* Wir leiten die Hinterbliebenen an, einen imaginativen Klärungsort einzurichten, der sich vom Begegnungsort (vgl. Kapitel 5.2) unterscheiden soll. Häufig werden wieder Orte in der Natur gewählt. Für eine konfliktträchtige Klärungsarbeit eignet sich am besten eine Theaterbühne als haltender Rahmen.

> Orte aus dem bisherigen Lebensumfeld wie beispielsweise das Wohnzimmer sind in aller Regel nicht geeignet, weil sich hier oft die alten Beziehungsmuster wiederholen und sich nichts Neues entwickeln kann. Wir leiten die direkte Begegnung und Klärung wie unten beschrieben auf der Klärungsbühne an.

Manchmal fürchten Hinterbliebene wie im obigen Fallbeispiel 11 die innere Klärungsarbeit, weil sie wegen ihrer Schuldgefühle oder massiver ungelöster Konflikte eine Ablehnung oder Distanzierung vom Verstorbenen befürchten. Zunächst respektieren wir die Angst vor der Klärungsarbeit, stellen aber auch in Aussicht, dass in der Klärung eine Lösung und damit eine nähere innere Beziehung möglich sind.

## 8.3 Lösung von bisher Ungeklärtem und Ungelöstem – Klärungs- und Konfliktlösearbeit

Nach der Traumatherapie für den Verstorbenen und für den Hinterbliebenen wenden wir uns nun der Klärung und damit der Transformation der traumatisierten inneren Beziehung zu. Aus den diagnostischen Gesprächen in den ersten Sitzungen wissen wir meist wie in den obigen Fallbeispielen 11 und 12, an welchen Stellen die innere Beziehung z. B. durch Schuldgefühle traumatisiert oder durch welche ungeklärten Themen die innere Beziehung blockiert und gestört ist. Wir greifen diese noch einmal auf und fragen die Hinterbliebenen explizit, ob es in der Beziehung zum Verstorbenen weitere ungeklärte oder offene Fragen und Themen gibt.

Häufig sind es auch Themen, die bis zum Tod des nahen Menschen nicht angesprochen wurden, oft wurde etwas Wichtiges wie Gefühle der Zuneigung nie direkt ausgesprochen, oft sind es auch alte ungeklärte Konflikte oder Verletzungen auf beiden Seiten und andere ungelöste Beziehungsthemen, die nun in die Klärungs- und Konfliktlösearbeit eingebracht werden. Bei dem Suizid eines nahen Menschen sind dies vor allem Fragen nach den Motiven und Gründen für den Suizid, häufig auch die Frage, warum der Suizidant seine Suizidabsicht nicht deutlich geäußert oder sich Hilfe erbeten hat.

In einem ersten Schritt besprechen wir mit den Hinterbliebenen kognitiv die verschiedenen Aspekte eines ungeklärten Themas und die Gründe für blockierende Gefühle wie beispielsweise Schuldgefühle. Dabei arbeiten wir die wesentlichen verschiedenen Facetten der beteiligten Gefühle heraus. Dies dient der Vorbereitung der direkten klärenden Beziehungsarbeit mit dem Ego-State des Verstorbenen.

Diese Beziehungsarbeit beginnen wir in aller Regel mit der Bitte, die ungeklärten Themen oder virulenten Gefühle in Form eines Briefes an den Verstorbenen in direkter Anrede zu formulieren und vorzubringen. Sehr häufig kann sich in diesem Prozess mittels mehrerer Briefe schon sehr viel klären, insbesondere dann, wenn wir die Briefe in einen direkten Dialog über die Stuhlarbeit einbringen lassen. Sind die ungeklärten Themen wie in obigen Fallbeispielen schon von Anfang an sehr drängend, arbeiten wir zunächst mit der sicheren Methode des Briefeschreibens, bevor wir später in eine direkte imaginative Klärungsarbeit eintreten.

Ich zeige im Folgenden die imaginative Klärungsarbeit am inneren Klärungsort oder auf der Klärungsbühne (Kachler 2018) nun exemplarisch etwas ausführlicher:

- *Vorbereitung der imaginativen Klärungsarbeit:* Wir erläutern das Vorgehen der imaginativen Klärungsarbeit und bitten um Zustimmung für diesen Prozess. Wir betonen, dass dieser Prozess bei heftigen Gefühlen jederzeit unterbrochen werden kann.

  Dann besprechen wir mit den Hinterbliebenen das zu bearbeitende Thema und das gewünschte Ziel dieses Prozesses. Nun erarbeiten wir mit ihnen knappe, rituelle Sätze, mit denen sie das zu klärende Thema dem Verstorbenen gegenüber in der Begegnung vorbringen werden. So arbeitete ich mit dem Vater im obigen Fallbeispiel 12 folgende rituelle Sätze heraus: »Ich liebe dich und bin doch so wütend auf dich« und »Ich fühle mich von dir hintergangen.«

*Beachte!*

*Ist das zu klärende Thema emotional sehr massiv oder bedrohlich, können wir zunächst die Ressourcengestalten bitten, dieses für die Hinterbliebenen auf der Klärungsbühne zu bearbeiten. Die Hinterbliebenen sitzen dabei im Abstand vor der Bühne und beobachten den Klärungsprozess auf der Bühne.*

- *Begrüßung und Begegnung am inneren Klärungsort:* Wir bitten die Hinterbliebenen, den inneren Klärungsort oder die innere Bühne entstehen zu lassen, den Verstorbenen dort auftauchen zu lassen und ihn zu begrüßen. Die Hinterbliebenen stellen sich aufrecht, mit sicherem Stand, dem Verstorbenen gegenüber und schauen ihn liebevoll an.

- *Erläutern des Klärungswunsches und Bitte um Zustimmung:* Dann laden wir die Hinterbliebenen ein, den eigenen Klärungswunsch zu erläutern und den Verstorbenen um Zustimmung für die Klärungsarbeit zu bitten: »Ich möchte etwas mit dir klären. Ist das für dich in Ordnung?« Manchmal sollten die Hinterbliebenen ihren Wunsch kurz begründen, wie z. B.: »Ich will das zwischen uns ausräumen, damit es gut zwischen uns wird.«
- *Formulierung des Anliegens in rituellen Sätzen:* Wir bitten die Hinterbliebenen, dem Gegenüber in die Augen zu schauen und in aufrechter Körperhaltung das eigene Anliegen in kurzen, rituellen Sätzen zu formulieren, beispielsweise: »Ich möchte dich fragen, warum du dich suizidiert hast« oder »Ich bin so wütend auf dich« oder »Ich fühle mich verantwortlich für deinen Tod.«

  Wir achten darauf, dass die Hinterbliebenen diesen rituellen Satz klar und eindeutig, aber ohne Vorwurf oder Anklage vorbringen.
- *Wahrnehmung der Reaktion des Verstorbenen:* Nun lautet die Instruktion an die Hinterbliebenen: »Achten Sie nur auf die Reaktion Ihres nahen Menschen und spüren Sie, was diese Reaktion bei Ihnen auslöst – nur spüren, noch nicht antworten!«

  In aller Regel antwortet der Ego-State des Verstorbenen ebenfalls nur sehr elementar mit einem kurzen Satz oder oft nur mit einer Geste. Beides hat meist eine sehr intensive berührende Wirkung auf die Hinterbliebenen. Dies ist das Kennzeichen eines gelingenden Klärungsprozesses. Lange oder ausweichende Erklärungen sind meist nicht weiterführend.

  Als die Mutter im obigen Fallbeispiel 11 ihren verstorbenen Sohn in der inneren Begegnung anschauen und ihm sagen kann »Es tut mir so sehr leid«, antwortet dieser mit einem Lächeln. Daraufhin nimmt die Mutter ihn in ihre Arme. In dieser Umarmung schmelzen ihre Schuld und Schuldgefühle dahin.
- *Reaktion auf den Verstorbenen – Gefühle und Körperempfindungen beim Hinterbliebenen:* Wir bitten die Hinterbliebenen, genau zu spüren, was die Reaktion des Verstorbenen bei ihnen an Gefühlen und Körperempfindungen auslöst. Spüren die Hinterbliebenen dabei eine lösende Klärung und Transformation

des eingebrachten Themas oder Gefühls, bitten wir sie, diese im Körper zu verstärken und zu verankern: »Ja, spüren Sie die Berührung und Erleichterung in Ihrem Körper. Lassen Sie diese Empfindung stärker werden und verankern sie diese, indem Sie die Hand auf diese Körperstelle Ihrer Empfindung legen.«

- *Rituelle Bekräftigung der Transformation:* Wir bitten nun die Hinterbliebenen und den Ego-State des Verstorbenen, die befreiende und lösende Transformation zwischen beiden wirken zu lassen und sich diese gegenseitig spontan zu zeigen. In aller Regel umarmen sich die beiden auf der inneren Bühne oder am inneren Klärungsort, sodass sich das Ungeklärte oder die Gefühle wie Wut in eine abfließende Trauer lösen können und nun eine neue Nähe in der Beziehung zwischen den Ego-States des Verstorbenen und des Hinterbliebenen entstehen kann: »Ja, spüren Sie beide, wie sich das bisher Ungeklärte löst, wie Sie beide sich halten und sich auf eine neue Weise nahe sind.«

Sehr häufig verläuft der hier geschilderte Prozess spontan und unwillkürlich. Allerdings gibt es dabei, wie weiter unten dargestellt, auch immer wieder Schwierigkeiten, Blockaden und Widerstände.

## 8.4 Lösung der blockierenden Bindung durch Überlebensschuld und Schuldgefühle

Das Thema Schuld (Paul 2010), das praktisch in jedem Verlusttrauma mehr oder weniger stark ausgeprägt ist, kommt in drei Aspekten vor, die häufig auch gekoppelt sind (vgl. Kapitel 3.4). Hier ist zuerst das Gefühl der Überlebensschuld zu nennen, zweitens die gefühlte, aber nicht konkret validierbare Verantwortung für den Tod des nahen Menschen in Form von Schuldgefühlen und schließlich die reale und konkrete Mitverantwortung, bei der das eigene Unterlassen oder Handeln in einem nachvollziehbaren kausalen Zusammenhang mit dem Tod des nahen Menschen steht. Sehr häufig lassen sich gefühlte Schuld, also Schuldgefühle, und reale Mitverantwortung nicht klar voneinander trennen.

Wir bearbeiten die verschiedenen Facetten der realen Verantwortung und der Schuldgefühle, hier auch das Gefühl der Überlebensschuld, in folgenden Schritten:

- *Bearbeitung der Schuldthematik auf der kognitiven Ebene:* Bei allen Hinterbliebenen gibt es zunächst den Wunsch, auf der kognitiven und rationalen Ebene die eigene Schuld zu klären. Deshalb besprechen wir, ob und wie weit die Schuldgefühle gerechtfertigt und ob und wie weit eine reale Mitverantwortung besteht. Bei der Mutter im obigen Fallbeispiel 11 bespreche ich, wie die überhöhte Geschwindigkeit zu dem Unfall führte, wie der Gutachter den Unfall erklärt und wie sie mit sich selbst umgeht. Dabei achte ich darauf, bei den Fakten zu bleiben und ihre Verantwortung nicht zu bagatellisieren. Vielmehr benenne ich immer wieder die Fakten und ihre damit verbundenen Gefühle, halte ihre Selbstvorwürfe mit ihr aus und benenne vorsichtig – soweit für mich nachvollziehbar – ihre konkrete Verantwortung.
- *Deutung der Schuldgefühle als Ausdruck der liebenden Verantwortung:* Wir verstehen Schuldgefühle jeglicher Form als Ausdruck der Liebe zum Verstorbenen, die die Verantwortung für den nahen Menschen anzeigt und aus der heraus die Hinterbliebenen – auch noch im Nachhinein – alles getan hätten, die Traumatisierung und den Tod des nahen Menschen zu verhindern oder nicht zu verursachen. Wir verstehen deshalb die Schuldgefühle als Ausdruck der Liebe und machen zugleich behutsam, aber klar deutlich, dass die Schuldgefühle nichts mehr an der Realität des Todes ändern. Wir benennen auch den Preis des Schuldgefühls als Beziehungsform, nämlich dass es den Hinterbliebenen einerseits zu eng an den Verstorbenen bindet, andererseits eine freie Beziehung unter(!)bindet.

  Wir laden dann die Hinterbliebenen ein, ihre Liebe nun nicht mehr in Form von Schuldgefühlen, sondern in direkter Form dem Verstorbenen gegenüber auszudrücken. Dies ist besonders in den Fällen wichtig, in denen die Schuldgefühle die vorherrschende oder einzige Form der inneren Beziehung zum Verstorbenen darstellen.
- *Weitere Funktionen der Schuldgefühle herausarbeiten:* Die Schuldgefühle stellen also eine intensive, allerdings auch zugleich blockierende Form der Beziehung zum Verstorbenen dar. Eine weitere Funktion haben die Schuldgefühle in Hinblick auf die Realisierungsarbeit. Hier unterbinden sie häufig die Realisierung: Solange sich die Hinterbliebenen mit der das Erleben

dominierenden Schuldthematik beschäftigen können, müssen sie sich nicht auf die schmerzliche Realität des Todes des nahen Menschen einlassen. Schließlich kann die quälende Beschäftigung mit den Schuldgefühlen auch eine Form der Selbstbestrafung darstellen.

Wir arbeiten die verschiedenen Funktionen der Schuldgefühle heraus, würdigen diese Funktionen und schlagen den Hinterbliebenen vor, sie als Impuls für eine Lösung zu nehmen, z. B., sich auf die schmerzliche, aber lösende Realisierungsarbeit einzulassen oder die Selbstbestrafung zum Thema in der direkten Begegnung mit dem Verstorbenen zu machen.

- *Bearbeitung der Schuldthematik auf der inneren Klärungsbühne:* Wie im letzten Abschnitt beschrieben, werden nun über Briefe, Stuhlarbeit oder imaginative Klärungsarbeit am Klärungsort die Gefühle der Überlebensschuld, die Schuldgefühle oder auch die reale Mitverantwortung gegenüber dem Verstorbenen in rituellen Sätzen eingebracht. Dann sollen die Hinterbliebenen wieder auf die Reaktion des Gegenübers und auf die eigene, insbesondere emotionale Antwort achten.
- *Reaktion des Verzeihens beim Ego-State des Verstorbenen:* In aller Regel reagiert der imaginierte Ego-State des Verstorbenen mit einer elementaren Geste des Verzeihens und einem einfachen Satz. Nachdem eine Mutter gegenüber ihrem suizidierten Sohn ihre Schuldgefühle benannt hat, zeigt dieser ihr seine leeren Händchen und sagt: »Ach Mama, es ist doch alles gut.«
- *Verankerung des Verzeihens bei den Hinterbliebenen:* Wir bitten die Hinterbliebenen, sich beim Verstorbenen für das Verzeihen zu bedanken und dessen lösende Wirkung im eigenen Körper zu spüren und zu verankern. In aller Regel werden das Verzeihen und das Annehmen des Verzeihens mit einer Umarmung zwischen den Ego-States des Verstorbenen und des Hinterbliebenen bekräftigt.

Gibt es bei diesem meist spontan verlaufenden Prozess Blockaden oder Verhärtungen, muss nach weiteren Schuldthemen oder anderen ungelösten Konflikten gesucht werden, die gelöst werden müssen, bevor ein Verzeihen möglich wird.

## 8.5 Lösende Arbeit bei Zorn und Wut auf den Verstorbenen

Wie im obigen Fallbeispiel 12 sehr deutlich, entsteht vor allem beim Suizid des Verstorbenen oft eine intensive Wut gegenüber dem Verstorbenen, die allerdings häufig nicht zugelassen wird. Oftmals verbergen sich Wut und Zorn auch in Vorwürfen gegenüber dem Verstorbenen, sodass wir hinter diesen Vorhaltungen die Gefühle von Enttäuschung und Wut herausarbeiten müssen. Wir laden die Hinterbliebenen ein, die Gefühle von Wut und Zorn sowie alle anderen noch belastenden und nicht geäußerten Gefühle über Briefe, Stuhlarbeit oder über die imaginative Begegnung in die Beziehung einzubringen. Hier sichern wir den Hinterbliebenen zu, dass die gegenseitige Liebe jede noch so große Wut aushält und die Beziehung über ein Aussprechen und Klären der Wut näher und intensiver werden kann.

*Beachte!*

*Die Wut gegen den Verstorbenen unterscheidet sich von der Wut gegenüber anderen Adressaten wie dem Schicksal oder anderen Verantwortlichen für den Tod des nahen Menschen. Die Wut gegen den Verstorbenen muss in der Beziehung zu ihm geklärt werden, die Wut gegen andere Adressaten braucht einen anderen, eigenen Prozess (vgl. Kapitel 9.3.1 und 9.3.3).*

In aller Regel nimmt der imaginierte Ego-State des Verstorbenen die Wut auf ihn an und akzeptiert sie als berechtigt. Häufig bittet er seinerseits um Entschuldigung. Nachdem der Vater im obigen Fallbeispiel 12 seine Wut seinem Sohn gegenüber mit voller Wucht vorbrachte, bittet dieser ihn um Entschuldigung dafür, dass er ihn mit seinem falschen Versprechen hintergangen hat. Über diese Bitte um Entschuldigung seitens des Ego-State des Verstorbenen löst sich in aller Regel die Wut bei den Hinterbliebenen in Trauer auf.

Zugleich müssen wir die Hinterbliebenen behutsam damit konfrontieren, dass Wut und Zorn gegen den Verstorbenen und besonders gegen andere am Tod Beteiligte die Realität des Todes nicht mehr rückgängig machen können. Wir lassen die Hinterbliebenen die Ohnmacht der Wut, die hier immer eine ohnmächtige Wut ist, spüren, sodass sie sich in Schmerz und Trauer lösen kann. Schließlich laden wir die

Hinterbliebenen ein, die Kraft der Wut in das weitergehende Leben als eine das Leben stärkende Energie hineinzugeben.

## 8.6 Arbeit an der Traumatisierung der inneren Beziehung nach einem Suizid

Hinterbliebene fühlen bei einem Suizid zwar immer mit der Not des Suizidanten, mit seiner Selbst-Traumatisierung und seinem Tod mit, erleben den Suizid aber immer auch als eine beziehungsrelevante Handlung, die sie auf sich beziehen (Paul 2012; Wagner u. Hofmann 2020). Mit seinem Suizid bricht der nahe Mensch aus Sicht der Hinterbliebenen – gewollt oder nicht gewollt – selbst die Beziehung ab, beschädigt oder traumatisiert sie. Damit stellt er die Hinterbliebenen und deren Beziehung zu ihm in Frage.

Auch diese massive Beziehungsstörung muss wieder in der Beziehung zum Ego-State des Verstorbenen geklärt und gelöst werden, meist zunächst über das Schreiben von Briefen, dann über die imaginative Klärungsarbeit auf der inneren Klärungsbühne. Dies erfordert sehr oft immer wieder neue Anläufe über einen längeren Zeitraum während einer Verlusttrauma-Beratung oder -Psychotherapie.

Neben den schon dargestellten Themen der Schuld und der Wut auf den suizidierten Angehörigen gibt es weitere wichtige zu klärende Punkte:

- *Klärung der Suizidmotive:* Auch hier reflektieren wir zunächst im Gespräch kognitiv die möglichen Beweggründe für den Suizid und formulieren dann die einfache Warum-Frage in folgende Fragestellung um: »Lieber Sohn, ich möchte gerne etwas über deine Beweggründe und Motive für deinen Suizid wissen« oder »Was hat dich zu deinem Suizid bewogen?« Oft sind es auch spezifische Fragen wie: »Warum hast du uns von deinen Suizidabsichten nichts gesagt?« oder »Warum hast du dir keine Hilfe geholt?«

  Dann bitten wir die Hinterbliebenen, diese Fragen auf der inneren Klärungsbühne vorzubringen und auf die Reaktionen des Verstorbenen zu achten, die in aller Regel keine ausführlichen Erklärungen, sondern oft nur eine Geste und ein knapper Satz sind wie: »Ich konnte nicht anders«, »Es war alles so schlimm« oder »Das ist meine Entscheidung.«

Hier gibt es oft auch Beweggründe, die weder beim Suizidanten noch beim Hinterbliebenen liegen, wie z. B. in einer schweren Depression oder letalen Erkrankung. Dann verorten die Suizidanten und häufig auch die Hinterbliebenen das Suizidmotiv in dieser als external erlebten Ursache.

- *Klärung der Beziehungsdimension des Suizids:* Die Hinterbliebenen möchten verstehen, ob der Suizid etwas mit ihnen und ihrer bisherigen Beziehung zum suizidierten nahen Menschen zu tun hat. Hier lassen wir folgende Fragen an den suizidierten nahen Menschen stellen: »Was hat dein Suizid mit mir und mit uns zu tun?« oder »Was willst du mir mit deinem Suizid sagen?«

  Sehr häufig antwortet der Ego-State des Suizidanten, dass sein Suizid nicht gegen die Hinterbliebenen gerichtet ist, vielmehr wird meist eine innere Ausweglosigkeit als Suizidgrund genannt, z. B.: »Es war meine Krankheit, nicht du.« Dies deckt sich auch mit dem Inhalt der meisten Abschiedsbriefe von Suizidanten, in denen häufig die Angehörigen von einer Mitverantwortung entlastet werden.
- *Klärung der Verantwortlichkeiten für den Suizid:* Die Schuldthematik stellt sich bei dem Suizid eines nahen Menschen noch einmal direkter als bei anderen Verlusttraumata. Die beiden zentralen Fragen »Hätte ich deinen Suizid verhindern können?« und »Bin ich mitverantwortlich für deinen Suizid?« werden wieder zunächst kognitiv reflektiert und dann über Briefe, Stuhlarbeit oder in der imaginierten Begegnung an den nahen suizidierten Menschen gerichtet. Die Antwort ist auch hier oft nur ein Wort, ein knapper Satz oder eine Geste. Eine Mutter, deren Sohn sich durch einen Sprung von einem Turm suizidierte, erhielt auf die Frage nach ihrer Schuld ein Kopfschütteln und ein »Nein, Mama, das weißt du doch!« Bei einer häufig vorkommenden entlastenden Antwort lassen wir dies den Hinterbliebenen spüren und durch ein verbindendes Ritual wie eine Umarmung bekräftigen.

  Manchmal spricht der Ego-State des Suizidanten den Hinterbliebenen eine Verantwortung für seinen Suizid zu, wie: »Papa, ich konnte es dir nie recht machen« oder »Ich war so allein in unserer Familie.« In diesem Fall bitten wir die Hinterbliebenen zu spüren, ob in ihnen eine spontane Zustimmung oder Ablehnung entsteht. Bei einer Zustimmung bitten wir die Hinterbliebenen zu formulieren: »Ja, das stimmt. Ich nehme diesen Teil der Verantwortung zu mir. Das tut mir sehr leid. Bitte verzeihe mir meinen Anteil.« Es gibt aber immer auch eine beim Suizidanten liegende Verantwortung, besonders seine Entscheidung für die Ausführung des Suizids, die beim Suizidanten gelassen wird: »Die Entscheidung, dich zu suizidieren, hast du getroffen. Diesen Teil der Verantwortung lasse ich bei dir.«

Gibt es bei Hinterbliebenen eine Abwehr gegen eine Zuweisung der Verantwortung, bitten wir diese, nun in ein Gespräch darüber einzutreten mit folgenden Sätzen: »Erkläre mir bitte, wie ich mitverantwortlich bin« und »Ich kann meinen Teil noch nicht sehen, möchte ihn aber auch nicht ausschließen.« In aller Regel ist hier ein längerer Verhandlungsprozess nötig, bis der Ego-State des Verstorbenen und die Hinterbliebenen eine gemeinsame Sicht der jeweiligen Verantwortlichkeiten erzielen können. Manchmal muss die Frage nach der Verantwortung für den Suizid auch ungeklärt zwischen den beiden stehen bleiben. Sie können sich aber zusichern, dass sie dennoch eine innere Beziehung leben möchten, soweit es diese noch ungeklärte Frage zulässt.

- *Klärung von Enttäuschung, Wut und Verletzung:* Die Wut nach einem Suizid ist ganz normal, wird allerdings häufig nicht zugelassen aus Angst, dass sie die innere Beziehung noch stärker belastet oder gefährdet. Sie gehört zur Enttäuschung darüber, dass der nahe Mensch den Schritt des Suizids vollzogen und bei der Entscheidung zum Suizid keine Rücksicht auf die Hinterbliebenen genommen hat. So hinterlässt der Suizid, der oft auch als aggressiver Akt erlebt wird, bei den Hinterbliebenen eine tiefe Verletzung, die sich meist hinter der Wut verbirgt.

  In der imaginativen Klärungsarbeit lassen wir die Hinterbliebenen dem Verstorbenen gegenüber zunächst die Enttäuschungen, dann die damit verbundene und aufbrechende Wut und schließlich die Verletzung formulieren. Bei dem Vater im obigen Fallbeispiel 12 lauteten die eingebrachten Sätze: »Ich bin tief enttäuscht, dass du mich aus meiner Sicht hintergangen hast«, »Ich bin wütend über deinen Suizid und auch auf dich« und »Es verletzt mich, dass du mein Vertrauen gebrochen hast.«

Wir bitten die Hinterbliebenen wieder, jeweils die Reaktion des suizidierten nahen Menschen wahrzunehmen und bei sich spüren, sie gelten zu lassen oder darüber in einen weiteren Verhandlungs- und Gesprächsprozess einzutreten.

Dies sind die wichtigsten Beziehungsthemen, die nach dem Suizid eines nahen Menschen geklärt werden müssen, damit die durch den Suizid verletzte und traumatisierte Beziehung zum Verstorbenen wieder nahe werden kann. Meist sind weitere Beziehungsthemen zu klären, die jeweils von der besonderen Beziehung zum nahen Menschen und von der Art und den Umständen des Suizids abhängen. In dieser Klärungsarbeit ist sehr viel Geduld und lange Zeit nötig. Immer wieder gilt es auch Pausen in der Beziehungsarbeit einzulegen, damit die Hinterbliebenen nicht überfordert werden.

## 8.7 Schwierigkeiten bei der Therapie der traumatisierten Beziehung

Bei den hier dargestellten Klärungsprozessen gibt es immer wieder Blockaden, die zunächst ganz normal sind und in aller Regel auf ein bisher unbeachtetes, oft unbewusstes und nicht gelöstes Problem in der Beziehung zum Verstorbenen hinweisen.

> *Beachte!*
>
> *Schwierigkeiten in der Bearbeitung der traumatisierten Beziehung sind ganz normal, müssen wertschätzend akzeptiert und auf ihre Bedeutung, Funktion und ihren Sinn hin befragt werden. Eine Transformation dieser Schwierigkeiten gelingt nicht gegen sie, sondern immer nur mit ihnen.*

- *Ausweichen vor der Klärungsarbeit:* Häufig weichen die Hinterbliebenen einer Klärungsarbeit zunächst aus, weil sie unangenehme Themen oder eine Verschärfung der Beziehungsthematik befürchten. So hat die Mutter im obigen Fallbeispiel 11 sehr lange gezögert, ihrem verstorbenen Sohn direkt gegenüberzutreten und ihm in die Augen zu blicken. Wir müssen diese Ängste anerkennen und dürfen nicht zu einer Bearbeitung drängen, sollten zugleich aber für diese werben, da in aller Regel eine innere Klärung möglich ist und sich heilsam auf die innere Beziehung auswirkt.

- *Auftauchen von Flashbacks und dissoziativen Reaktionen:* Tauchen während der Klärungsarbeit intrusive Erinnerungsbilder vom Verlusttrauma oder dissoziative Reaktionen auf, zeigt dies, dass die Traumatherapie für den Ego-State des Verstorbenen oder für den Hinterbliebenen, also deren heilsame Versorgung und Bergung, noch unvollständig ist und hier noch einmal nachgearbeitet werden muss.
- *Blockaden im Klärungsprozess von Seiten des Ego-State des Verstorbenen:* Manchmal verweigert oder entzieht sich der Ego-State des Verstorbenen auf der inneren Klärungsbühne, manchmal wird er in der Imagination undeutlich oder schemenhaft. Dann müssen wir fragen, was der Ego-State braucht, damit er sich auf eine Klärungsarbeit einlassen kann, wie z. B. die Zusicherung des Wohlwollens vonseiten der Hinterbliebenen.

  Ist die Reaktion des Ego-State des Verstorbenen abwehrend, ausweichend oder angriffig, löst dies beim Hinterbliebenen entsprechende Gefühle wie Missstimmung, Nicht-verstanden-Sein, Enttäuschung, Ärgerlichkeit oder enttäuschte Traurigkeit aus. Dann greifen wir diese Gefühle auf und lassen sie wieder in die Klärung mit dem Ego-State des Verstorbenen einbringen, bis sie sich in Trauer und Zuneigung lösen können.

  Zeigen sich keine Reaktionen auf die geschriebenen Briefe oder gibt es ein stummes Verweigern auf der Klärungsbühne, gehen wir wieder auf die Metaebene mit der Frage, was dieses Verweigern oder Stummsein zu bedeuten hat und was der Ego-State des Verstorbenen braucht, um sich zu öffnen.
- *Abwehr der Transformation bei den Hinterbliebenen:* Manchmal wehren die Hinterbliebenen die lösenden Reaktionen des Verstorbenen ab oder werten sie ab. Dann sollten wir sie bitten, den imaginierten Verstorbenen in seiner Reaktion genauer wahrzunehmen, bei sich die eigene Reaktion intensiver zu spüren und gelten zu lassen. Dann können wir fragen, welcher Teil in den Hinterbliebenen eine Lösung in der Beziehung zum Verstorbenen abwehren muss und was dafür ein guter Grund sein könnte. Hier verlagert sich der Fokus dann auf die Hinterbliebenen und ihre oft unbewussten, aus der eigenen Biografie stammenden Motive.
- *Sich selbst nicht verzeihen können:* Wie beim letzten Punkt ist es für Hinterbliebene oft schwierig, sich bei einer schuldhaften

Mitverantwortung für den Tod des nahen Menschen selbst zu verzeihen, selbst wenn von ihm eine befreiende und verzeihende Zusage kommt. Auch hier gibt es meist eine eigene, oft in der Biografie der Hinterbliebenen verankerte Blockierung oder auch Lebensskripte, die ein Sich-Verzeihen verhindern. Hier ist dann eine eigene therapeutische Arbeit am Lebensskript und an lebensgeschichtlichen Themen nötig.

- *Umgang mit nicht klärbaren Fragen und nicht verzeihbaren Verletzungen:* In wenigen Fällen gibt es zwischen Hinterbliebenen und dem Ego-State des Verstorbenen Fragen, Themen und Verletzungen, die nicht zu klären sind oder unverzeihbar bleiben. Dann bitten wir die Hinterbliebenen, dieses so stehen zu lassen, dem Verstorbenen gegenüber dies offen mitzuteilen und darüber auch Bedauern und Trauer zu spüren. Wir bitten dann das Unbewusste des Hinterbliebenen, über längere Zeit eine Klärung oder Lösung anzubahnen. Für religiöse Hinterbliebene können wir diese dann auch an eine höhere transzendente Instanz delegieren und von daher ein Verzeihen entstehen lassen.

Mit der klärenden, verzeihenden, heilsamen und heilenden Arbeit an der traumatisierten inneren Beziehung zum Verstorbenen kann diese nun zu einer ungestörten, nahen Beziehung werden, die nach dem Verlusttrauma bestehen bleiben und gelebt werden kann und darf. Sie wird nun zu einem bleibenden Bestandteil des Lebens nach dem Verlusttrauma (vgl. Kapitel 11).

# 9 Realisierungsarbeit bei einem Verlusttrauma

**Fallbeispiel 13: Die Filmaufnahmen vom tödlichen Absturz des Sohnes**

Der Vater eines 27-jährigen Sohnes kommt zwei Jahre nach dessen tödlichem Absturz beim Drachenfliegen in den Bergen in die Trauertherapie. Der Vater hatte den Verlust zunächst scheinbar gut bewältigt, indem er sehr viel arbeitete und neue Hobbys begann. Nach anderthalb Jahren aber setzten Herzattacken ein, für die es keine medizinisch feststellbaren Ursachen gab. Nach der Verlustdiagnostik, der Stabilisierung des Vaters und der Arbeit an der inneren Beziehung über Fotos und Erinnerungen war er bereit, sich auf die Traumatherapie des Sohnes einzulassen. Er stellte sich vor, wie er seinen Sohn an der Absturzstelle versorgte und ihn zusammen mit seiner Frau in den Sarg legte und nach Hause brachte. Hier löste sich sehr viel Schmerz und Trauer; die Panikattacken tauchten nur noch selten und in sehr abgeschwächter Form auf. In einem weiteren Schritt der Realisierungsarbeit gelang es dem Vater, die Absturzstelle persönlich aufzusuchen und mit dem Fluglehrer und den Flugkameraden, die den Absturz seines Sohnes miterlebt hatten, zu sprechen. Aber es gab noch Filmaufnahmen des Fluges und des Absturzes von der Helmkamera, die den Eltern von der Polizei ausgehändigt worden waren und seither im Keller lagerten. Der Vater wollte und konnte sie bis zum Ende der Verlusttrauma-Psychotherapie nicht anschauen. So verabschiedete ich den Vater in seiner letzten Sitzung mit dem Hinweis, dass sein Unbewusstes eines Tages ganz sicher wissen und ihm signalisieren werde, wie er mit den Filmaufnahmen umgehen solle. Bis dahin solle er sie dort im Keller ruhen lassen und seinen Sohn in seinem Herzen und seiner Liebe bewahren.

An diesem Beispiel wird deutlich, dass es bei einem Verlusttrauma aus verschiedenen Gründen immer dissoziierte und abgespaltene, aber auch bewusst und unbewusst vermiedene Aspekte des Verlusttraumas gibt. Diese können nun nach der Traumatherapie für den Verstorbenen und für die Hinterbliebenen bearbeitetet werden, nachdem der Verstorbene sicher geborgen ist und eine sichere, geklärte Beziehung zu ihm besteht. Die Realisierungsarbeit in einem Verlusttrauma ist zwar schmerzhaft, ermöglicht aber den nötigen Fluss der Trauer und neue, in aller Regel intensivere Nähe- und Verbundenheit mit dem verstorbenen nahen Menschen.

## 9.1 Realisierungsarbeit als Realisierung der dissoziierten und vermiedenen Aspekte des Verlusttraumas

Zwar sind in der Trauma-Transformation durch das Versorgen und Bergen der Ego-States des Verstorbenen und der Hinterbliebenen die wichtigsten Aspekte des Verlusttraumas bewusst geworden, doch gibt es meist weitere Aspekte und Details der bipersonalen Traumatisierung, die nun realisiert werden können. Sie wurden durch die Traumareaktion oft dissoziiert oder von den Hinterbliebenen bewusst oder unbewusst vermieden. Zudem lässt die lange anhaltende Dissoziation das Verlusttrauma und die bleibende Abwesenheit des nahen Menschen über lange Zeit als unwirklich und irreal erscheinen. Diese irreal erscheinenden, dissoziierten oder vermiedenen Aspekte aber blockieren die so wichtige Realisierungsarbeit (Kachler 2019). Über die Realisierungsarbeit wird das Verlusttrauma allmählich zu einer auch gefühlten Realität, sodass diese langfristig auch ins biografische Gedächtnis integriert werden kann.

Dabei müssen wir beachten, dass die dissoziativen Traumareaktionen und das Vermeidungsverhalten vor einer mögliche Retraumatisierung schützen. Eine ungeschützte Konfrontation mit den irreal erscheinenden, dissoziierten oder noch vermiedenen Aspekten des Verlusttraumas kann zu einer Retraumatisierung führen.

Zudem befürchten viele Hinterbliebene, dass sie durch die nötige Realisierung des Todes und der äußeren Abwesenheit des nahen Menschen diesen dann auch im Inneren verlieren. Diese Sorge müssen wir beachten und zugleich deutlich machen, dass der nahe Mensch im Bindungssystem sicher bewahrt ist.

> *Beachte!*
>
> *Hinterbliebene fürchten die Realisierungsarbeit, weil sie Sorge haben, dass der Verlustschmerz zu massiv wird, dass sie retraumatisiert werden und dass der nahe Mensch auch in der inneren Beziehung verlorengeht.*

Um die genannten Risiken zu vermeiden, dürfen wir die Hinterbliebenen nur behutsam und in der sicheren, haltenden Beziehung zu uns als Therapeutinnen und Beratern mit den dissoziierten und vermiedenen Aspekten des Verlusttraumas konfrontieren. Voraussetzung ist des Weiteren, dass der Ego-State des Verstorbenen traumatherapeutisch versorgt wurde. Wichtig sind zudem eine gute Stabilität und die Fähigkeit zur Emotionsregulation, das imaginative Versorgen der Ego-States der Hinterbliebenen sowie eine gute innere Beziehung der Hinterbliebenen zum Ego-State des Verstorbenen, insbesondere dessen sichere Verortung im eigenen Körper.

Mit der behutsamen Realisierungsarbeit wollen wir nun einerseits noch vorhandene dissoziative Traumareaktionen wie das Numbing oder Freezing lösen und andererseits die Realisierung und das damit verbundene Abfließen von Schmerz und Trauer ermöglichen. Langfristig soll die Realität des traumatischen Verlustes und seiner Folgen ein integrierter Teil des weitergehenden Lebens werden (vgl. Kapitel 11).

Dabei laden wir als Beraterinnen und Therapeuten in kleinen Schritten in den Prozess der Realisierungsarbeit ein, erläutern und begleiten ihn. Das Tempo und die Intensität des Prozesses aber bestimmen die Hinterbliebenen.

> *Beachte!*
>
> *Das Tempo der behutsamen Konfrontation mit dissoziierten und vermiedenen Aspekten des traumatischen Verlustes und dessen Realisierung bestimmen die Hinterbliebenen. Berater und Therapeutinnen laden zur Realisierung ein, ermutigen Hinterbliebene dazu, zeigen ihnen Methoden dafür und begleiten sie bei der schmerzlichen, aber lösenden Realisierungsarbeit.*

### 9.1.1 Benennen des Verlusttraumas als schmerzliche Realität

In der Arbeit mit traumatisierten Hinterbliebenen beginnen wir die Realisierung des bipersonalen Traumas, indem wir im ersten Gespräch die Fakten des traumatisierenden Verlustes erzählen lassen, sie unsererseits benennen oder über Nachfragen konkretisieren.

Auch im weiteren Verlauf benennen wir die Realität des traumatischen Verlustes und die Art des Sterbens immer wieder klar und eindeutig, auch wenn das für die Hinterbliebenen schmerzlich ist. Wir benutzen zunächst allgemeine, eher schützenden Formulierungen wie: »Ihr Sohn ist ums Leben gekommen« oder »Er ist aus dem Leben gegangen«, dann gehen wir zunehmend zu eindeutigen, faktischen Aussagen über wie: »Ihr Sohn ist tödlich verunglückt«, »Er ist bei dem Absturz letzten Sommer gestorben« oder »Ihre Tochter hat sich vor den Zug geworfen.«

Mit der im Laufe der Beratung oder Behandlung zunehmend eindeutigen, zur Selbstverständlichkeit werdenden Benennung der

Fakten des Verlusttraumas verliert dieses einen Teil des Schreckens, und damit vermindert sich auch die Gefahr einer Retraumatisierung.

### 9.1.2 Ansprechen von dissoziierten, bisher vermiedenen Aspekten des Verlusttraumas

In der Arbeit mit traumatisierten Hinterbliebenen spüren oder sehen wir meist, welche Stellen oder Aspekte des Traumas von ihnen bisher nicht thematisiert wurden oder übergangen werden. Oft sind es Lücken im Ablauf der traumatisierenden Ereignisse, die durch Amnesie entstehen. Auch unsere Scheu, bestimmte, scheinbar tabuisierte Fragen zu stellen, ist ein sicherer Hinweis auf bisher vermiedene oder dissoziierte Aspekte des traumatischen Verlustes.

Eine Frau erzählt zunächst nicht genau, wie sie ihren verstorbenen Mann auffand. Erst als ich genauer nachfrage, kann sie erzählen, dass ihr Mann beim Auffinden halbnackt in seinen Exkrementen lag. Sie kann sich dann später in der Traumatherapie für ihren Mann vorstellen, diesen zu säubern, ihn mit gut riechenden Ölen einzureiben und ihn schön anzukleiden. Das war für sie ein schwieriger, schmerzlicher, aber wichtiger Liebesdienst für ihren Mann.

Natürlich dürfen wir die vermiedenen Aspekte eines Verlusttraumas nicht einfach aufdecken, sondern sollten den Hinterbliebenen behutsame Anstöße geben, sich damit zu beschäftigen. Wir fragen z. B. nach: »Gibt es noch etwas, was Sie am Tod Ihres lieben Menschen belastet, vielleicht sogar ohne zu wissen, was das sein könnte?« oder »Wenn Sie jetzt noch einmal an den schlimmen Tod ihres lieben Menschen denken, taucht da noch etwas bisher Unbekanntes auf?«

Haben wir selbst konkrete Hypothesen über dissoziierte Aspekte des Verlusttraumas, bringen wir diese als Impulse zur Reflexion ein: »Mir scheint an der Stelle ... noch etwas offen/unklar zu sein« oder »Vermutlich haben Sie sich schon Gedanken gemacht über ...?«

Wir respektieren ein Nein oder eine nonverbale verneinende Reaktion und lassen das vermiedene Thema zunächst so stehen, um es später noch einmal anzusprechen. Insgesamt achten wir bei der Realisierung des traumatischen Verlustes darauf, dass möglichst viele, insbesondere die massivsten und schmerzlichen Aspekte mindestens benannt und angesprochen, besser noch bearbeitet werden. Allerdings geht es nicht um ein Ausleuchten aller Details des Verlusttraumas.

> *Beachte!*
>
> *Manche Aspekte des Verlusttraumas dürfen weiter vermieden werden oder dissoziiert sein. Sie können vielleicht erst sehr viel später angeschaut und bearbeitet werden.*

### 9.1.3 Bearbeiten von bisher vermiedenen oder dissoziierten Traumabildern und -filmen

In der Traumatherapie für den Ego-State des Verstorbenen und die Ego-States der Hinterbliebenen haben wir bisher die den Hinterbliebenen bewusst zugänglichen Situationen des Verlusttraumas wie die miterlebte oder vorgestellte Sterbesituation aufgegriffen und entsprechend bearbeitet.

Oft gibt es aber weitere einzelne Traumabilder oder -szenen aus dem gesamten Verlusttrauma, die bisher vermieden wurden oder dissoziiert sind und nun für die Realisierungsarbeit angeschaut werden sollten. Dies gilt für miterlebte und für vorgestellte Traumabilder und -filme gleichermaßen. Häufig tauchen diese Bilder im Verlaufe einer Verlusttrauma-Beratung oder Verlusttrauma-Psychotherapie auf, einige müssen wir aber erst eruieren oder erschließen:

- *Imaginatives Suchen nach vermiedenen oder dissoziierten Traumabildern und -filmen:* Wir können das Nachfragen nach vermiedenen oder dissoziierten Traumaaspekten vertiefen, indem wir die Hinterbliebenen bitten, sich den traumatischen Verlust noch einmal in distanzierter Form vor Augen zu führen oder wie einen Film auf einem in gutem Abstand aufgestellten Bildschirm ablaufen zu lassen. Hier müssen wir dafür sorgen, dass sich die Hinterbliebenen ganz sicher im Hier und Jetzt befinden und den vorgestellten Bildschirm in gutem Abstand halten.
- *Anschauen und Bearbeiten einzelner Bilder oder Szenen mit der Bildschirmtechnik:* Tauchen nun bisher vermiedene oder dissoziierte Traumaaspekte auf, bitten wir die Hinterbliebenen, die Bilder oder einzelne Szenen aus dem Abstand genauer anzuschauen und für uns zu beschreiben. Wir laden sie dann je nach Inhalt der Szene ein, auch hier zu allererst den Verstorbenen zu versorgen und zu bergen, also eine Traumatherapie für den Verstorbenen durchzuführen. Danach führen wir eine Traumatherapie für die Hinterbliebenen wie beschrieben über eine imaginierte bekannte vertraute Person oder eine spiri-

tuelle Helferfigur durch. Tauchen beim Bearbeiten intensiver Schmerz oder Trauer auf, laden wir die Hinterbliebenen ein, sie über das Abatmen ins Abfließen zu bringen.

- *Integrieren oder erneutes bewusstes Dissoziieren:* Zum Abschluss danken wir den Hinterbliebenen dafür, dass sie sich auf diesen erneuten Prozess eingelassen haben, und leiten sie an, diesen nun bearbeiteten Aspekt des traumatischen Verlustes in das Verlusttrauma einzufügen.

  Können oder wollen die Hinterbliebenen den neu aufgetauchten, bisher vermiedenen oder dissoziierten Aspekt des Verlusttraumas noch nicht bearbeiten, bitten wir sie, dieses entsprechende Material am abgegrenzten heilsamen Aufbewahrungsort bis zu einer späteren Bearbeitung abzulegen.

### 9.1.4 Aufsuchen von bisher vermiedenen Traumatisierungsorten

Das Vermeiden von Orten, die in Zusammenhang mit dem traumatisierenden Tod des nahen Menschen stehen, ist wie im obigen Fallbeispiel 13 ersichtlich zunächst ganz normal und sehr verständlich, befürchten die Hinterbliebenen doch einen überwältigenden Schmerz und damit auch eine mögliche Retraumatisierung. Der Preis für dieses Vermeiden liegt langfristig aber darin, dass die mit diesen Orten verbundenen Traumareaktionen und Gefühle nicht in Trauer hinein gelöst und ins erinnerte Traumageschehen integriert werden können, sodass diese Orte weiterhin ein bedrohliches Element im Leben der Hinterbliebenen darstellen.

Genauso wichtig ist die oft übersehene Chance, gerade an diesen bisher vermiedenen Orten eine intensive innere Nähe und Begegnung mit dem Verstorbenen zu erleben – allerdings zunächst immer durch den Schmerz hindurch.

- *Vorbereitung und Vorbesprechung:* Wir lassen uns den bislang vermiedenen Ort von den Hinterbliebenen in distanzierter Form beschreiben, sodass wir ihn kennen und er durch das Gespräch näher rückt. Wir überlegen mit den Hinterbliebenen, wie eine Annäherung und dann ein Aufsuchen dieses Ortes aussehen könnten. Für viele Hinterbliebene ist es hilfreich, dabei von einer vertrauten Person begleitet zu werden. Wir erarbeiten mit den Hinterbliebenen ein Ritual, das sie am Traumatisierungsort für den Verstorbenen durchführen können, wie beispielsweise Blumen niederlegen, eine Kerze entzünden oder dort einen Brief oder ein Gedicht vorlesen. Sehr wichtig sind auch Formulierungen, die wir mit den Hinterbliebenen überlegen und die diese dann am Traumatisierungsort rituell aussprechen können, z. B.: »Ich komme jetzt an den Ort, an dem du so Schreckliches erlebt hast« oder »Ich bin jetzt bei dir, wo du gestorben bist. Das tut sehr, sehr weh.«

- *Imaginatives Erproben des Aufsuchens des Traumatisierungsortes:* Wir bitten die Hinterbliebenen sich vorzustellen, wie sie sich dem bisher vermiedenen Ort nähern, und achten darauf, an welchen Stellen es zu nonverbalen Angstreaktionen oder zu Blockaden kommt. Wir fragen dann genauer nach und bearbeiten die an diesen Stellen auftauchenden Fragen und Gefühle. Manchmal tauchen schon auf dem imaginierten Weg weitere vermiedene Orte auf. So kommt z. B. eine Mutter auf dem Weg zum Unfallort am bisher vermiedenen Bestattungsinstitut vorbei. Dann sollte zunächst dieser Ort eigens bearbeitet werden.
- *Reales Aufsuchen mit Begleitperson und Durchführung eines Beziehungsrituales:* Wir bitten nun die Hinterbliebenen, zu einem fest vereinbarten Zeitpunkt zusammen mit der von ihnen ausgewählten Begleitperson den bisher vermiedenen Ort des Verlusttraumas aufzusuchen. Wir bieten unsere Telefonnummer an, falls es zu unerwarteten Schwierigkeiten kommen könnte; jedenfalls sollten wir kurz nach dem Aufsuchen einen Sitzungstermin vereinbaren.

  Das Vorgehen ähnelt zwar dem verhaltenstherapeutischen Verfahren des Floodings oder der Reizüberflutung, bei dem es um ein Aushalten und Abflauen des Schmerzes geht. In dem hier beschriebenen Vorgehen geht es aber um viel mehr, nämlich um das Zulassen des Verlustschmerzes und (!) um das Erleben der Nähe zum Verstorbenen und damit schließlich um die innere Beziehung zu ihm.

  Entscheidend für die heilsame Wirkung ist nicht nur das Zulassen und Abfließen von Schmerz und Trauer, sondern dass dieser Ort, z. B. die Unfallstelle, beim Aufsuchen über das vorbesprochene und dann ausgeführte Ritual spontan ein Ort der besonderen Nähe zum Verstorbenen werden kann.
- *Verabschieden vom Traumatisierungsort und Mitnehmen des Verstorbenen im Herzen:* Die Hinterbliebenen können entscheiden,

> ob sie diesen aufgesuchten Ort des Verlusttraumas in Zukunft noch öfters als festen Ritualort aufsuchen wollen, um dort immer wieder die besondere Nähe zum Verstorbenen zu erleben, oder ob sie diesen Ort nach dem ersten Aufsuchen zurücklassen und sich von ihm (nicht von dem Verstorbenen!) verabschieden wollen. In diesem Fall bitten wir die Trauernden, ihrem Verstorbenen in ihren Gedanken oder im Herzen einen Platz zu geben, bewusst diesen Traumatisierungsort zu verabschieden und den Verstorbenen im Inneren mitzunehmen.

Dieser Prozess lässt sich auch am obigen Fallbeispiel 13 illustrieren. Der Vater konnte an der Absturzstelle seinen ganzen Schmerz und seine Trauer herausschluchzen und herausweinen. Nach dem Abklingen des Verlustschmerzes konnte er seinem Sohn an der Unfallstelle in seiner Trauer sehr nahe sein, indem er – wie mit mir vorbesprochen – gegenüber seinem Sohn formulierte: »Ich bin jetzt hier bei dir, und ich lasse dich nie mehr allein.«

Mit der Realisierung der bislang vermiedenen oder dissoziierten Aspekte des Verlusttraumas kann sich nicht nur eine Realisierung des bipersonalen Verlusttraumas, sondern auch eine neue und meist intensivere Nähe und Beziehung mit dem Verstorbenen einstellen. Hinterbliebene können nun auch die Traumatisierung des Verstorbenen und der eigenen Person betrauern und sie dabei gelten lassen im Sinne von »Ja, es ist geschehen, wie es geschehen ist.«

## 9.2 Weitere Realisierungsarbeit und die Arbeit mit Verlustschmerz und Trauer

Mit der Arbeit an der unmittelbaren Traumatisierung in den verschiedenen Verlust- und Traumasituationen haben wir den Weg zur weiteren Realisierungsarbeit geöffnet. Der erste Aspekt besteht in der eben dargestellten Realisierung des besonderen, traumatisierenden Sterbens des geliebten Menschen. Hinterbliebene müssen realisieren, dass ihr geliebter Mensch auf seine besondere, nämlich auf eine ihn traumatisierende Weise gestorben ist. Die traumatisierende Verlustsituation gehört also zur Realität seines Sterbens und damit zu ihm.

Zweitens müssen die Hinterbliebenen realisieren, dass der geliebte Mensch tot ist, was zunächst in aller Regel durch die Begegnung am Sarg und die Rituale der Bestattung wahrgenommen und beglaubigt wird. Drittens müssen Trauernde anerkennen, dass der geliebte Mensch abwesend ist, also nicht mehr real präsent und spürbar ist. Das zeigt sich z. B. an dem leerbleibenden Platz am Esstisch oder im leerstehenden Kinderzimmer und Kinderbett. Schließlich braucht es viertens das Realisieren der Tatsache, dass der geliebte Mensch nicht mehr kommen wird. Dies muss schmerzlich über längere Zeit immer wieder neu erfahren werden, so z. B. darüber, dass der verstorbene Sohn kein Abitur, keine Führerscheinprüfung, kein Studium machen, nicht heiraten und keine Kinder bekommen wird.

Diese vierfache Realisierungsarbeit ist immer mit Verlustschmerz und intensiver Trauer verbunden. Ich stelle die verbleibenden Realisierungsschritte abgekürzt dar (Näheres dazu in Kachler 2019):

- *Benennen der schmerzlichen Realität des Todes, der Abwesenheit und des Nicht-mehr-Kommens:* Wir führen die Realisierungsarbeit mit den genannten drei Aspekten zunächst so durch, dass wir immer wieder einfühlsam, aber eindeutig und klar die Realität des Todes des nahen Menschen, seiner Abwesenheit und sein Nicht-mehr-Kommen benennen. Wir achten darauf, dass die Hinterbliebenen dabei verweilen und die Realität auch emotional spüren. Hinterbliebene sollen die Realität »wahr«-nehmen, also emotional als wahr annehmen.
- *Realitäten spüren lassen und Verlustschmerz abfließen lassen:* Wir geben den Hinterbliebenen Aufgaben, bei denen sie zu Hause oder an anderen Orten die genannten Realitäten des Verlustes bewusst erleben sollen. So erleben sie durch den Verlustschmerz und die Trauer körpernah und emotional die Realitäten des Verlustes. Z. B. bitten wir die Hinterbliebenen, ganz bewusst in das verlassene Kinderzimmer zu gehen, um dort die Leere und Abwesenheit ihres verstorbenen Kindes zu spüren. Wir leiten die Trauernden an, den Verlustschmerz und die Trauer über die Abwesenheit des Kindes zuzulassen, sie über die Tränen und das Weinen ins Fließen und schließlich ins Abfließen kommen zu lassen.
- *Verlustschmerz und Trauer als schmerzende Seite der Liebe würdigen:* Wir erkennen Verlustschmerz und Trauer als die für den Verlust des nahen Menschen angemessenen Gefühle an, die die Größe und Bedeutung des verstorbenen nahen Menschen ausdrücken. Zugleich würdigen wir sie als die schmerzende

Seite der Liebe. Sehr häufig entstehen dann beim Spüren der Realitäten wie z. B. des leeren Kinderzimmers auch Gefühle der Nähe und der Verbundenheit mit dem Verstorbenen.

- *Imaginatives Nachholen von versäumten Realisierungsschritten:* Gerade bei traumatisierenden Verlusten werden häufig wichtige Realisierungsmöglichkeiten wie z. B. das Anschauen des Verstorbenen im Sarg aus verschiedensten Gründen versäumt. So wollte eine junge Lehrerin ihren ganz plötzlich verstorbenen 55-jährigen Vater nicht mehr im Sarg sehen. Sie hatte Angst, bei der Begegnung am Sarg völlig zusammenzubrechen und dann auseinanderzufallen. Zehn Monate nach dem Tod des Vaters spürt sie aber, dass ihr etwas fehlt und dass sie ihrem Vater gegenüber etwas versäumt hat. Nach der Stabilisierungsarbeit und der bipersonalen Traumatherapie mit dem Verstorbenen und ihr als Hinterbliebener leite ich sie an, in der Imagination zu der Leichenhalle zu gehen und an den Sarg ihres aufgebahrten Vaters zu treten. Als Helfergestalt begleitet ihr Pferd sie in dieser für sie schmerzlichen und dann aber auch nahen Begegnung mit ihrem verstorbenen Vater.
- *Integration der Realität:* Wir besprechen mit den Hinterbliebenen, dass die nun wahrgenommene – und vielleicht schon anerkannte – Realität zu ihrem Leben gehört. Der traumatisierende Tod des nahen Menschen und die dazugehörigen Kontexte können nun in die Lebenslinie der eigenen Lebensgeschichte als etwas Zurückliegendes eingereiht werden. Freilich bleibt es insofern präsent, als dass der Verstorbene tot und abwesend bleibt und nicht mehr kommen wird.

Ich möchte an dieser Stelle noch einmal betonen, dass die Realisierungsarbeit nicht isoliert, sondern immer eng mit der Beziehungsarbeit verwoben ist, indem wir immer wieder die innere Beziehung zum Verstorbenen über eine innere Begegnung oder über das Körperempfinden erleben lassen.

## 9.3 Herausforderungen und Schwierigkeiten bei der Realisierungsarbeit

Die Realisierungsarbeit bei einem Verlusttrauma birgt einige schwierige Themen und mögliche Probleme, auf die wir uns vorbereiten können, sodass sie zusammen mit den Hinterbliebenen lösbar werden.

### 9.3.1 Aufsuchen von Zeugen, Mitverantwortlichen oder Verursachern des Todes des nahen Menschen

Das Vermeidungsverhalten von Hinterbliebenen erstreckt sich oft auch auf Menschen, die im Sinne des Man-involved-Trauma am Tod des nahen Menschen beteiligt waren. Wir können dabei drei Personengruppen unterscheiden:

- *Beobachter und Zeugen des Todes des nahen Menschen:* Traumatisierte Hinterbliebene befürchten, dass über die Befragung von Zeugen weitere schreckliche Details zum Tod ihres nahen Menschen auftauchen. Zugleich wollen sie aus Loyalität und Liebe alles wissen, was mit dem nahen Menschen bei seinem traumatisierenden Sterben geschehen ist. Meist überwiegt dieser Wunsch die vorher genannte Befürchtung.
- *Mitverantwortliche am traumatischen Tod des nahen Menschen:* Mitverantwortliche sind zunächst Menschen, die aus der Sicht der Hinterbliebenen mehr oder weniger direkt kausal am Tod des nahen Menschen beteiligt sind. Oft werden als Mitverantwortliche scheinbar zu spät eintreffende Sanitäter oder Kunstfehler begehende Ärzte gesehen. Es muss betont werden, dass dies keine juristisch abgesicherten Fakten sind, sondern immer die subjektive Sicht der Hinterbliebenen, die auch von den Traumareaktionen des Verlusttraumas beeinflusst ist.
- *Verursacher des Todes des nahen Menschen:* Bei Unfällen, insbesondere bei Verkehrsunfällen, werden die daran Beteiligten von den Hinterbliebenen häufig als direkte Verursacher des Todes des nahen Menschen gesehen. So ist z. B. für die Eltern der betrunkene Autofahrer, der den 14-jährigen Sohn auf seinem Fahrrad anfährt, sodass dieser nach etlichen Tagen in der Klinik stirbt, eindeutig der schuldige Verursacher. Aber auch hier ist dies juristisch nicht immer eindeutig; so hatte der Junge keine Beleuchtung an seinem Fahrrad. Eindeutig hingegen ist die Schuld aber bei der Ermordung des nahen Menschen. Die Begegnung mit dem Mörder, oft im Rahmen einer Gerichtsverhandlung, ist oft nicht zu vermeiden und muss gut vorbereitet werden.

Zunächst ist die Vorbereitung für die Begegnung mit den drei Personengruppen sehr ähnlich. Wir besprechen mit den Hinterbliebenen, was sie für sich und (!) für den Verstorbenen von den aufzusuchenden Personen wünschen, welche Fragen sie stellen wollen und welche Schwierigkeiten sie dabei erwarten. Wir laden die Hinterbliebenen auch ein, ihre Wut und ihren Zorn gegenüber diesen Personen in der Sitzung massiv zu zeigen, damit sie diese Gefühle in der direkten Begegnung klar, aber sozial angemessen ausdrücken können. Wir überlegen mit den Hinterbliebenen Formulierungen, mit denen sie den am Tod Beteiligten gegenübertreten können. Dann erproben wir die Begegnungen z. B. in einem Dialog über Stühle oder in der Imagination. Hier zeigt sich rasch, an welchen Stellen noch etwas geklärt oder nachgearbeitet werden muss. Ziel ist es, dass die Hinterbliebenen sich dann in der realen Begegnung relativ sicher fühlen, sodass keine Retraumatisierung eintritt.

Sehr wichtig ist es, die Hinterbliebenen darauf vorzubereiten, dass die Begegnung mit den am Tod des nahen Menschen Beteiligten enttäuschend bis verletzend verlaufen kann. Die anderen, am Tod des nahen Menschen Beteiligten leugnen oder streiten ihren Anteil an Verantwortung häufig ab, oder sie rechtfertigen sich, weisen die Verantwortung von sich oder schieben die Schuld auf den Verstorbenen. Dies ist für die Hinterbliebenen enttäuschend und muss realisiert und damit betrauert werden. Insgesamt ist die Begegnung mit den am Tod des nahen Menschen Beteiligten in aller Regel für die Hinterbliebenen enttäuschend. Dies gilt besonders auch für Gerichtsverhandlungen beispielsweise mit einem Unfallverursacher. Letztlich ist dies immer auch die Enttäuschung, dass die Wut auf andere Beteiligte und die Begegnung mit ihnen den Tod des nahen Menschen nicht mehr rückgängig machen können.

### 9.3.2 Massive Vermeidung von Aspekten des Verlusttraumas

Es liegt in der Dynamik eines Verlusttraumas, dass eine deutliche Anzahl von Betroffenen in der Vermeidung verbleibt, die Mehrzahl hierbei sind Männer. In aller Regel kommen sie nicht zur Beratung oder Therapie. Sie melden sich häufig erst später mit einem nicht mehr zu leugnendem Folgesymptom, meist einer Somatisierung des Verlusttraumas wie massiven Herzbeschwerden. Dann ist es unsere Aufgabe, behutsam eine Verbindung zwischen dem eingebrachten Symptom, das auch eine Abwehr darstellt, und dem Verlusttrauma herzustellen, um dann in die hier beschriebene Verlusttrauma-Psychotherapie zu gehen (Näheres in Kapitel 10).

Auch in der Beratung oder Therapie selbst gibt es immer wieder bewusste oder unbewusste Vermeidungsreaktionen, die zu einer Blockade der Realisierungsarbeit führen. Dann gehen wir damit wie folgt um:

- *Anerkennen der Vermeidung als sinnvoll:* Wir erkennen die Vermeidung an und fragen nach ihrem guten Sinn. In aller Regel soll sie vor einer Retraumatisierung, vor dem massivem Verlustschmerz und dem befürchteten inneren Verlust des nahen Menschen schützen. Die Vermeidung wird einfühlsam als sinnvoll und als jetzt nötig anerkannt. Eine spätere Bearbeitung der vermiedenen Aspekte des traumatischen Verlustes wird in Aussicht gestellt.
- *Benennen des Preises der Vermeidung:* Wir benennen den Preis der Vermeidung, der im weitesten Sinn in einer Blockade und in einem Stillstand des Realisierungs- und Beziehungsprozesses besteht und damit auch ein wieder glückendes Leben beeinträchtigt oder verhindert. Häufig besteht der Preis auch in konkreten Folgesymptomen einer KTTS wie einer depressiven Symptomatik.
- *Benennen des Gewinns einer Realisierung:* Zunächst erkennen wir an, dass eine Realisierungsarbeit sehr schmerzlich wird, aber der Gewinn langfristig dies bei weitem überwiegt. Durch die Realisierungsarbeit wird auch die innere Beziehung zum Verstorbenen wie am obigen Fallbeispiel 12 ersichtlich lebendig, und das Leben nach dem Verlust kann sich wieder öffnen.

Dann führen wir die in diesem Kapitel beschriebene Realisierungsarbeit durch und prüfen zusammen mit den Hinterbliebenen den Gewinn dieser Arbeit, die zunächst in einer befreienden Lösung der dissoziativen Traumareaktionen und im Abfließen von Verlustschmerz und Trauer besteht.

### 9.3.3 Zorn und Wut als Kampf gegen die unveränderliche Realität des Todes

Bei einem traumatischen Verlust wird es immer berechtigte, oft aber auch eine existenziell tiefgehende, auf Vernichtung zielende Wut geben.

Die Wut gegen den Verstorbenen klären wir im Rahmen der Beziehungsarbeit auf der inneren Bühne (vgl. Kapitel 8). Bei der Wut gegenüber anderen am Verlusttrauma ursächlich oder vermeintlich kausal Beteiligten laden wir die Hinterbliebenen ein, diese Wut in der Sitzung auszudrücken und auch z. B. im lauten Schreien oder Schimpfen abzureagieren. Im zweiten Schritt leiten wir sie an, die Wut in der direkten Begegnung sozial angemessen auszusprechen und sie als Kraft für diese oft schwierigen Begegnungen zu nutzen.

Am schwierigsten ist, die Wut der Hinterbliebenen gegen sich selbst zu behandeln, weil hier meist alte biografische Themen und Lebensskripte eine wesentliche Rolle spielen, aufgrund derer die Hinterbliebenen sich selbst nicht annehmen und sich deshalb auch nicht verzeihen können.

Schließlich gibt es auch einen Zorn gegenüber dem Schicksal, gegenüber der für den nahen Menschen letalen Krankheit oder gegenüber Gott. Auch hier lassen wir die Hinterbliebenen in die Beziehung zu diesen Größen gehen und ihre Wut ausdrücken. Hier zeigt sich dann meist rasch, dass die Wut bei diesen Adressaten ins Leere läuft. Hinterbliebene spüren dann, dass sich ihre Wut eigentlich gegen die Realität des traumatischen Verlustes als solchen richtet.

> *Beachte!*
>
> *Auch die Wut gegenüber dem Schicksal oder Gott lassen wir zunächst über Briefe oder eine Stuhlarbeit formulieren und ausdrücken. Dann lassen wir die Hinterbliebenen spüren, dass auch diese Wut nichts mehr an der schmerzlichen Realität des Todes des nahen Menschen ändert. So kann die Wut in fließende Trauer übergehen.*

Zudem ist die Wut eine Gegenreaktion zur Vernichtungsmacht des Todes. Dies erklärt sich auch aus dem evolutionsbiologischen Hintergrund der Wut, die aus der Kampfreaktion des sympathischen Nervensystems in den ersten Sekunden des Verlusttraumas stammt und eigentlich den Tod des nahen Menschen abwenden sollte. Die Wut ist deshalb auf einer tieferen Ebene immer auch gegen die Realität des Todes des nahen Menschen gerichtet. Allerdings zeigt dann die eindeutige und harte Realität des Todes rasch, dass die Wut sich nicht in einen erfolgreichen Kampf gegen den Tod umsetzen lässt. Stattdessen kommt es zum Totstellreflex, dem Schock und dem Freezing. Die Wut bleibt allerdings im Körper erhalten und will früher oder später nach außen abgebaut werden.

> *Merke!*
> *Die Wut im Verlusttrauma richtet sich zunächst gegen den Verstorbenen, gegen sich als Hinterbliebene, gegen andere, am Tod des nahen Menschen Beteiligte und gegen Größen wie das Schicksal, die tödliche Krankheit oder Gott. Auf einer tieferen Ebene richtet sich die Wut gegen die unveränderbare Realität des Verlusttraumas. Diese existenzielle Wut kann nur über das Spüren der ohnmächtigen Wut und der Ohnmacht in eine schmerzliche Trauer hinein gelöst werden.*

Nachdem wir die Wut gegenüber den verschiedenen Adressaten bearbeitet haben, lassen wir die verbleibende Wut als Wut gegen die Realität des traumatischen Verlustes spüren, um dann ihre Ohnmacht erleben zu lassen. Die ohnmächtige Wut kann gegen die Realität des Todes nichts ausrichten und muss ihre eigene Ohnmacht anerkennen. Das Zulassen dieser tiefen Ohnmacht führt dann in die Trauer, in der sich die Wut lösen kann.

Manche Hinterbliebenen, insbesondere Männer, verbleiben in Wut und Zorn mit der unbewussten Illusion, dass die Realität doch noch verändert oder rückgängig gemacht werden kann. Zudem schützt das Festhalten der Wut vor der Realisierung des traumatischen Verlustes. Diese prolongierte Wut verhindert also die Realisierungsarbeit. Längerfristig aber richtet sie sich auch gegen die Beziehung zum Verstorbenen und allgemein gegen das Leben, sodass daraus eine Verbitterungsstörung (Linden 2017) entstehen kann. Auch hier gibt es nur den Weg, die Hinterbliebenen spürend von der Verbitterung zur Wut und zur Ohnmacht in die Trauer zu führen.

### 9.3.4 Umgang mit unerträglichen Schreckensbildern des Verlusttraumas

Bei manchen traumatischen Verlusten gibt es wie im obigen Fallbeispiel 13 reale oder vorgestellte Traumabilder und -filme, die für die Hinterbliebenen und oft auch für uns als Beraterinnen und Therapeuten so schrecklich erscheinen, dass eine Bearbeitung oder Konfrontation unerträglich und gänzlich überfordernd ist. Natürlich ist das immer eine subjektive Einschätzung, die letztlich bei den Hinterbliebenen liegt. Oft ist auch die Grenze zwischen traumabedingter Vermeidung und bewusstem Ausblenden aufgrund der schieren Unerträglichkeit nicht eindeutig zu bestimmen.

Nach Abklärung einer möglichen Vermeidung müssen wir als Beraterinnen und Therapeuten dann auch akzeptieren, wenn Betroffene solche schrecklichen, sie überfordernden Bilder und -filme nicht oder nicht mehr anschauen möchten. So will sich z. B. eine Mutter das Bild vom entstellten Gesicht ihres Sohnes – im Sarg waren Kopf und Gesicht gänzlich verbunden – nicht vorstellen, obwohl sich dieses Bild gegen ihren Willen immer wieder aufdrängt. Sie versucht, diesem Bild die Fotoporträts von ihrem lachenden Sohn entgegenzusetzen. Auch wenn dieser Lösungsversuch nur in Ansätzen gelingt, müssen wir ihn als Beraterinnen und Therapeuten akzeptieren.

In solchen Fällen unterstützen wir die Hinterbliebenen wie im obigen Fallbeispiel, die unerträglichen Traumabilder und -filme dauerhaft an einem heilsamen, abgegrenzten Aufbewahrungsort gut zu versorgen. Wir sollten nicht den heilsamen Ort aus der Stabilisierungsarbeit nehmen, sondern einen neuen, dauerhaft angelegten Ort mit den Hinterbliebenen erarbeiten. Ich betone hier noch einmal, dass dieser dauerhafte Aufbewahrungsort kein Tresor sein sollte, vielmehr ein Ort, der die Bilder sicher verwahrt und heilsam bewahrt. Wir bitten das Unbewusste der Hinterbliebenen, eine spirituelle Heilergestalt an den Aufbewahrungsort zu schicken, damit diese schon jetzt und auf längere Zeit heilsam mit den unerträglichen Traumabildern oder -filmen arbeitet. Auch die heilenden Qualitäten des Aufbewahrungsortes ermöglichen dort schon eine heilsame Veränderung der bisher unerträglichen Bilder, sodass sie dann später vielleicht doch noch angeschaut und integriert werden können.

# 10 Verlusttrauma-Psychotherapie der Folgestörungen eines Verlusttraumas

**Fallbeispiel 14: Wie der traumatische Tod des Neffen das Herz schmerzen lässt**

Eine 50-jährige Frau kommt drei Jahre nach dem plötzlichen Tod ihres einzigen Neffen, den sie nicht zuletzt wegen ihrer eigenen Kinderlosigkeit über alles liebte, zur Trauertherapie. Sie leidet unter massiven diffusen Herzbeschwerden, die den Symptomen bei einem Herzinfarkt ähneln. Sie spürt immer wieder ein starkes Ziehen im linken Arm und Schmerzen im linken Schulterblatt. Zahlreiche kardiologische Untersuchungen einschließlich einer Herzkathederuntersuchung an der Universitätsklinik ergeben keinerlei organische Befunde.

Die Patientin vermutet einen Zusammenhang der Herzbeschwerden mit dem Tod ihres Lieblingsneffen, den sie bei allem Grübeln nicht findet. Vielmehr tauchen immer wieder vorgestellte Bilder vom traumatisierenden Tod des Neffen und dazugehörige Albträume auf, die zu massiven Panikreaktionen führen. Sie erlebt immer wieder intensive Verlustschmerz-Attacken und eine depressive Traurigkeit, die zusammen mit den zunehmend stärker werdenden Herzbeschwerden zu längeren Krankschreibungen führen.

Ihr Neffe war nach einem Lokalbesuch nachts in einen Fluss gestürzt und dort ertrunken. Über mehrere Tage war unklar, was mit ihm geschehen war, bis dann in einem Wehr Überreste seines Leichnams, nämlich sein linker Arm und sein linkes Schulterblatt, gefunden wurden.

Wir haben in Kapitel 4 gesehen, wie ein Verlusttrauma zu einer KTTS führen kann und sich schon hier Symptome wie beispielsweise körperliche Schmerzsymptome oder resignative Verzweiflung zeigen, die sich dann zu Folgestörungen wie einer Depression oder einer psychosomatischen Symptomatik entwickeln können. An diesem Fallbeispiel 14 entwickelt sich aus dem intensiven Verlustschmerz um den über alles geliebten Neffen eine psychosomatische Störung im Bereich des Herz-Kreislauf-Systems. Das Leiden an dieser psychosomatischen Folgestörung ist dann der konkrete Anlass für das Aufsuchen einer Psychotherapie.

## 10.1 Psychische Folgestörungen eines Verlusttraumas und der KTTS

Aus der KTTS und den dort schon angelegten Symptomen können sich über die zirkulären, sich selbst verstärkenden Prozesse eigenständige psychische Symptome entwickeln, die wir entsprechend dem Diagnoseschlüssel des ICD diagnostizieren können und die einer psychotherapeutischen Behandlung bedürfen.

Diese durch das Verlusttrauma verursachten Störungen dominieren nun das Leben der Hinterbliebenen. Jetzt dreht sich das Denken und Fühlen nicht mehr so sehr um den Tod des Verstorbenen, sondern um die sich nun einstellenden Symptome wie das depressive Erleben. Eine Symptomatik, die aus einer KTTS entsteht, löst sich also vom Verlusttrauma ab, wird zu einer eigenständigen Größe und entwickelt eine eigene Dynamik. Dabei ist nun meist der Zugang zum bipersonalen Trauma und zur Realisierungs- und Beziehungsarbeit weitgehend blockiert. Das zeigt sich auch am obigen Beispiel, in dem die Patientin sich vorwiegend um ihre Herzbeschwerden sorgt, obwohl sie im Grunde weiß, dass diese mit dem traumatisierenden Tod ihres Neffen zusammenhängen.

Nun ist nicht mehr eine Verlusttrauma-Beratung, sondern eine Verlusttrauma-Psychotherapie indiziert, weil wir psychotherapeutisch von der zu behandelnden Symptomatik ausgehen und eine Verbindung zwischen der beklagten, neues Leiden verursachenden Symptomatik und dem Verlusttrauma herstellen müssen. In aller Regel kommen Hinterbliebene im dritten Trauerjahr, teilweise oft noch später mit einer ausgeprägten Folgestörung, für die sie sich eine Lösung wünschen. Eine Mutter kommt sechs Jahre nach dem Unfalltod ihres 19-jährigen Sohnes mit einer seit einem Jahr diagnostizierten entzündlich-rheumatischen Erkrankung. Sie vermutet selbst einen Zusammenhang mit dem traumatisierenden Tod ihres Sohnes und ihren bisherigen vermeidenden und verdrängenden Bewältigungsversuchen.

*Merke!*

*Eine aus einer KTTS entstehende chronifizierte Folgesymptomatik bedarf einer Verlusttrauma-Psychotherapie. Sie setzt bei der beklagten belastendenden, chronifizierten Symptomatik mit ihrer Eigendynamik meist im dritten Jahr nach dem traumatisierenden Tod des nahen Menschen ein.*

Die psychischen Folgesymptome, die aus einer KTTS entstehen, können sehr vielfältig sein und im Prinzip jeden Lebensbereich treffen. In aller Regel entwickeln sich aus einer KTTS Folgesymptomatiken in vier großen Symptombereichen:

- *Somatisierungen des Verlusttraumas in psychosomatischen Störungen:* Somatisierungsstörungen (ICD F45.0) mit ausgeprägten psychosomatischen Symptomen sind die häufigsten Folgestörungen eines Verlusttraumas, weil der Körper der zentrale Ort und das elementare Medium des Verlusttraumas ist. Häufig sind hier chronifizierte Schmerzsymptome, die sich oft im muskulären Apparat wie bei chronischen Rückenschmerzen oder rheumatischen Symptomen zeigen. Sehr häufig sind auch funktionelle Herz-Kreislauf-Symptome, die von Herzschmerzen über Herzenge bis zu Herzrhythmusstörungen reichen. Bei diesen Herzproblemen ist in aller Regel zumindest zunächst kein organischer Befund festzustellen. Auch andere seltenere Körpersymptome wie kreisrunder Haarausfall oder Hautprobleme können auf ein Verlusttrauma und eine KTTS zurückgehen.

*Beachte!*

*Alle körperlichen Beschwerden und somatoformen Funktionsstörungen müssen unbedingt medizinisch untersucht und abgeklärt werden.*

- *Stillstand im Verlusttrauma als Depression:* Stillstände und Fixierungen, die von den Traumareaktionen und einer KTTS ausgehen und sich blockierend auf die Realisierungs- und Beziehungsarbeit niederschlagen, zeigen sich häufig als depressive Symptome. Sie können von einer Anpassungsstörung (ICD F43.2) bis zur rezidivierenden depressiven Störung mittleren oder schweren Ausmaßes (ICD F33.1 und ICD F33.2) reichen. Zentral ist meist ein massiver Verlust an Interesse, Energie und Motivation; oft ist das depressive Erleben mit innerer Unruhe und Agitiertheit vermischt (ICD F41.2). Im Unterschied zu anderen Depressionen bezieht sich die auf ein Verlusttrauma zurückgehende Depression nicht auf Themen wie Selbstvertrauen oder Selbstwertgefühl, sondern immer auf den schweren Verlust.

Vereinzelt gibt es auch Angstzustände (ICD F40.0 und ICD F41.1), insbesondere Panikstörungen (ICD F41.0), verbunden mit Herzproblemen oder Zwangssymptomen, aber selten psychotische Symptome.

- *Suchtverhalten als Lösungsversuch des Verlusttraumas:* Die KTTS entwickelt sich häufig auch zu stoffgebundenen Abhängigkeiten (ICD F10), in unserer Kultur häufig die Abhängigkeit von Alkohol (ICD F10.2) oder Medikamenten (z. B. Opioide, ICD F11.2). Dies dient meist der vorübergehenden Betäubung der Traumareaktion und der Verlustschmerz- und Trauergefühle. Häufig aber erleben Hinterbliebene in der ersten Euphorie des Alkoholkonsums auch eine emotional intensive Nähe zum Verstorbenen. Das Suchtmittel, insbesondere der Alkohol, wird dann als Beziehungsmittel eingesetzt. Nichtstoffgebundenes Suchtverhalten zeigt sich nach einem Verlusttrauma häufig in einer destruktiven Hyperaktivität, die zur Ablenkung und zur Vermeidung der Traumareaktionen und des Verlustschmerzes eingesetzt werden. Nicht selten wird das agitierte Handeln als Dienst für den Verstorbenen verstanden, wenn z. B. der Vater als Autoingenieur sich intensiv für die Verbesserung des Aufbaus der Autofront einsetzt, weil sein achtjähriger Sohn von einem Auto überfahren wurde. Durch dieses viel Energie kostende Engagement muss sich der Vater nicht auf den Schmerz über den Tod seines Sohnes einlassen.
- *Posttraumatische Verbitterungsstörung als Externalisierung des Verlusttraumas:* Die Verbitterung ist gerade nach einem Verlusttrauma häufig bei Männern anzutreffen. Hier wird die im Verlusttrauma entstandene Wut und Aggression als Verbitterung gegen das Leben gerichtet, ohne dass die Wut in Trauer gelöst wird. In der ohnmächtigen, immer weiter zunehmenden Wut sind die Hinterbliebenen nicht nur auf den traumatischen Tod des nahen Menschen, sondern auf das Leben selbst zornig. Sie merken meist gar nicht oder zu spät, dass damit auch die innere Beziehung zum Verstorbenen betroffen ist und durch die Verbitterung blockiert wird. Meist kommen diese Betroffenen nicht selbst zur Beratung oder Psychotherapie, aber häufig leiden die Angehörigen, insbesondere die Partnerin, unter dieser posttraumatischen Verbitterungsstörung (Linden 2017).

Die Verlusttrauma-Psychotherapie bei einer KTTS und ihren psychischen Folgestörungen braucht auch eine andere Vertragsarbeit als die früher einsetzende Verlusttrauma-Beratung in den ersten beiden Jahren nach dem Verlusttrauma.

## 10.2 Vertragsarbeit und Psychoedukation bei einer KTTS und bei Folgestörungen

Die Hinterbliebenen kommen nun meist mit der Klage über eine konkrete Symptomatik. Bei der KTTS ist diese noch auf das Verlusttrauma bezogen und noch nicht starr fixiert, während sich bei der psychischen Folgestörung diese von dem Verlusttrauma weitgehend abgelöst und in einer nach dem ICD zu diagnostizierenden Symptomatik fixiert hat. Häufig ahnen oder wissen die Betroffenen, dass die Folgestörung auf das Verlusttrauma zurückgeht, ohne dass sie die komplexen Zusammenhänge verstehen können.

- *Diagnose der Symptomatik und Beziehung zum Verlusttrauma herstellen:* Wir lassen uns die Symptomatik, beispielsweise die Herzbeschwerden im obigen Fallbeispiel 14, ihre Entstehung und Entwicklung genau beschreiben. Wir fragen nach zurückliegenden biografischen Belastungen und schweren Verlusten. Wird ein traumatisierender Verlust sichtbar oder von den Patienten schon von Beginn an eingebracht, fragen wir nach den Hypothesen der Patienten über mögliche Zusammenhänge zwischen dem Verlusttrauma und der beklagten psychischen Folgestörung. Wir bringen auch unsere eigenen Hypothesen dazu als Angebot ein. Beim obigen Beispiel bieten wir die Hypothese an, dass der Tod des Neffen eine tiefe, zu Recht schmerzende Wunde im Herzen der Tante hinterlassen hat. Dann bitten wir um Zustimmung der Betroffenen, diesen möglichen Zusammenhang gemeinsam zu prüfen und genauer zu eruieren.
- *Psychoedukation zum Verlusttrauma und zum Traueransatz:* Wir erläutern unser theoretisches Verständnis des Verlusttraumas und des beziehungsorientierten Traueransatzes. Dabei vermitteln wir die Zuversicht, dass einerseits die eingebrachte psychopathologische Symptomatik gelöst werden und andererseits auch das Verlusttrauma aufgearbeitet und im Sinne der fünf Einladungshorizonte transformiert werden kann.

- *Erste Hypothesen zur Genese der Folgestörung:* Von der Folgesymptomatik her lassen sich meist erste Hypothesen zu deren Genese aufstellen. Diese prüfen wir, in dem wir uns den traumatisierenden Tod des nahen Menschen und die bipersonale Traumatisierung (vgl. dazu Erstgespräch in Kapitel 1.5), die Traumareaktionen (vgl. Kapitel 2.5), die bleibenden posttraumatischen Traumafolgen (vgl. Kapitel 4.7) und schließlich die der psychischen Folgestörung zu Grunde liegende KTTS (vgl. Kapitel 4.7) genauer beschreiben lassen. Dabei ziehen wir immer wieder Verbindungen zwischen diesen Verlusttrauma-Reaktionen und der Art und Dynamik der beklagten Symptome. Für die Tante des verstorbenen Neffen heißt das: »Ihre Herzprobleme sind wohl Ausdruck Ihrer tiefen Wunde in Ihrem Herzen, aber auch Ausdruck Ihrer großen Liebe zu Ihrem Neffen.«
- *Vertragsarbeit und Erläutern des Behandlungsplanes:* Wir benennen das doppelte Ziel der Verlusttrauma-Psychotherapie, nämlich die beklagte Symptomatik zu lösen und das Verlusttrauma und damit den schweren Verlust im Sinne der fünf Einladungshorizonte (vgl. Kapitel 3.6) zu transformieren. Wir bieten dies dann als Vertrag an, der für die obige Klientin wie folgt lautet: »Ich möchte von Ihren Herzbeschwerden ausgehen und dann zu dem Tod Ihres Neffen und Ihrer Traumatisierung und Trauer kommen, sodass Sie einerseits die Trauer aus dem Körper gehen lassen und andererseits eine gute innere Beziehung zu Ihrem Neffen ohne Herzbeschwerden leben können. Ist dieser Vorschlag für Sie in Ordnung?«

  Dann erläutern wir den Behandlungsplan mit den wesentlichen Behandlungsabschnitten. Wir klären zunächst die Stabilität der Patienten und sichern diese entsprechend durch die Stabilisierungsarbeit (vgl. Kapitel 5). Dann gehen wir von den konkreten Symptomen der Folgestörung aus und lassen uns von dieser an die gestörte Stelle in der bisherigen Verarbeitung des Verlusttraumas führen. Von dort ausgehend, steigen wir dann in die Traumatherapie für den Ego-State des Verstorbenen ein.

*Merke!*

*Die Verlusttrauma-Psychotherapie geht vom beklagten Symptom der Folgestörung aus und führt dann zur Bearbeitung des Verlusttraumas mit den fünf Einladungshorizonten. Voraussetzung dafür ist die Stabilität der Patienten.*

## 10.3 Grundlegende Prozessschritte in der Transformation der Folgestörungen

Nach der im letzten Abschnitt geschilderten Diagnostik und Vertragsarbeit sowie der folgenden Stabilisierungsarbeit können wir nun mit der direkten Arbeit an der Folgestörung beginnen. Dabei gibt es für alle Folgestörungen ein ähnliches Vorgehen, das ich in den verschiedenen Prozessschritten darstellen will, bevor wir dann auf die diversen psychischen speziellen Folgesymptome eingehen.

- *Spüren, Wahrnehmen und Kontakt mit der Symptomatik:* Wir bitten die Patienten, das Symptom, z. B. die Depression, bewusst und genau zu spüren. Wir leiten hier die Klientinnen zu genauer Körperwahrnehmung, z. B. des lähmenden Gefühls der Depression im Brustkorb an. Damit entsteht nun ein bewusster Kontakt zum Symptom, in dem das Symptom nicht ängstlich abgewehrt, sondern bewusst angenommen wird. Es gehört zum Patienten und zum Verlusttrauma und kann nur gelöst werden, wenn die Patienten es sich bewusst zu eigen machen, um es dann im nächsten Schritt in seiner Bedeutung und Funktion zu verstehen.
- *Erarbeiten und Würdigen der Funktion der Folgestörung:* Nun können wir mit verschiedenen Methoden die Funktion der Folgestörung und ihrer Symptome herausarbeiten. Wir können in der Tiefenentspannung die Symptomatik selbst befragen oder sie auf einen gegenüberstehenden Stuhl setzen und in einen Gestaltdialog mit ihr eintreten. Wir können aber auch ganz im Gespräch die Ideen und Assoziationen der Patientinnen zur Bedeutung des Symptoms erfragen und unsere eigenen Hypothesen dazugeben. Die Funktion lässt sich häufig auch aus der Symbolik der Folgestörung erschließen. So zeigen beispielsweise körperliche Schmerzen eigentlich die psychischen Schmerzen des traumatischen Verlustes oder die gefühlte depressive Lähmung das fixierte Freezing des Verlusttraumas. Zur Entschlüsselung der Symbolik bitten wir die Patienten, ein Bild für die Symptomatik zu finden. So kann zu einer depressiven Symptomatik das Bild eines Eisblockes entstehen und damit zeigen, dass sich in der Symptomatik die Erstarrung des Schocks zeigen will.

In aller Regel lassen sich *vier Grundfunktionen einer psychischen Folgestörung* bei einem Verlusttrauma herausarbeiten, die dann im Einzelfall je nach Verlusterfahrung spezifisch formuliert werden müssen:

- *Ausdrucksfunktion der Symptomatik:* Im Symptom kommt die Schwere der Traumatisierung im Verlust, die Schwere des Verlustes selbst und die besondere Bedeutung des verstorbenen nahen Menschen zum Ausdruck. Die Psyche und der ganze Organismus zeigen über das Symptom, was durch den traumatisierenden Tod mit den Hinterbliebenen und (!) dem Verstorbenen geschehen ist. Die Symptomatik zeigt auch, dass im Erleben der Hinterbliebenen keine Bewältigung des Verlusttraumas möglich scheint, sondern nur in einem Symptom abgebildet werden kann, das als verzweifelter, aber destruktiver Lösungsversuch zu verstehen ist. Im Symptom kommen gleichermaßen die besondere Intensität und die Art der Beziehung der Hinterbliebenen zum verstorbenen nahen Menschen zum Ausdruck. Bei unserem obigen Fallbeispiel 14 können wir die Symptomatik als angemessenen und stimmigen Ausdruck des Verlusttraumas wie folgt formulieren: »Ihre Herzschmerzen zeigen, wie schrecklich der Tod Ihres Neffen für ihn ist, aber auch wie schwer Sie selbst mitten ins Herz getroffen sind. Zugleich zeigt sich in den Herzschmerzen auch Ihre große, nun schmerzende Liebe zu Ihrem Neffen.«

  Nicht zuletzt bildet sich in der Symptomatik häufig auch die Traumatisierung des Verstorbenen ab. Bei einer 18-jährigen Tochter treten nach dem traumatisierenden Tod des Vaters massive, aber neurologisch unbedenkliche Lähmungen der rechten Gesichtshälfte auf. Hier bilden sich die Gesichtslähmungen des Vaters ab, die bei ihm durch seinen letalen Hirnstammtumor in der letzten Krankheitsphase vor seinem Tod verursacht wurden.
- *Schutzfunktion der Symptomatik:* Das Symptom fokussiert die Patienten auf sich und lenkt von den traumatisierenden und schmerzlichen Realitäten ab. So schützt es zum einen vor der Realität des Traumas und des Verlustes und zum anderen vor den intensiven Gefühlen der Ohnmacht, des

Verlustschmerzes und der Trauer. Es schützt damit auch vor der schmerzlichen Realisierung der bleibenden Abwesenheit des nahen Menschen. Zudem verhindert die Beschäftigung mit der Symptomatik die eigentlich nötige Konfrontation mit dem traumatischen Sterben des nahen Menschen und den dazugehörigen Emotionen.

Das Leiden am Symptom erscheint für die Hinterbliebenen weniger intensiv als die schmerzlichen Gefühle des Traumas und des Verlustes, sodass sie diesen unbewusst ausweichen und im Symptom Zuflucht suchen.

Das Symptom bindet zudem den Schmerz und die Trauer, allerdings mit dem Preis, dass diese im Körper gehalten werden. Nicht zuletzt schützt die Symptomatik besonders beim Verlust durch Suizid häufig auch vor ungeklärten Themen und Fragen in der Beziehung zum Verstorbenen.

– *Beziehungsfunktion der Symptomatik:* Die Symptomatik ist oft auch ein verzweifelter, allerdings untauglicher Versuch, die Beziehung zum Verstorbenen (z. B. über das Leiden in der Depression) herzustellen und zu ermöglichen. Wie am vorigen Beispiel der Gesichtslähmungen der Tochter deutlich wird, stellt die Ähnlichkeit der Symptomatik eine Nähe zum Vater und damit eine über das gemeinsame Leiden vermittelte Beziehung her. Im obigen Fallbeispiel 14 zeigen sich die Symptome genau in den gleichen Körperteilen, die von dem verstorbenen Neffen gefunden wurde. Damit findet über die körperliche Symptomatik eine identifikatorische Nähe mit dem Neffen statt: »Ihre eigenen Körpersymptome zeigen sich an den Körperteilen, die von Ihrem Neffen in dem Wehr gefunden wurden. Ich vermute, dass Sie ihm über Schmerzen an diesen Körperstellen mitleidend intensiv nahe sind und so ganz unbewusst die innere Beziehung zu ihm leben.«

Häufig wird ein Symptom wie die Depression auch als Opfer für den Verstorbenen verstanden, das aus Loyalität für ihn erbracht wird. Diese Beziehungsversuche entstanden oft aus der Ohnmacht des Verlusttraumas und aus der Verzweiflung über den Verlust, sodass keine besseren Beziehungsmodi als die Beziehung durch und über das Symptom möglich waren. Allerdings blockiert der Beziehungsversuch über ein Symptom zugleich eine nahe und freie Beziehung zum Verstorbenen.

- *Lösungsfunktion:* Die Symptomatik einer Folgestörung nach einem Verlusttrauma stellt immer auch einen Lösungsversuch in der unlösbaren Situation eines traumatisierenden Verlustes dar. Auch wenn dieser Versuch langfristig untauglich ist und die Folgesymptomatik generiert, zeigt er zugleich, an welcher Stelle und Thematik eine mögliche Transformation des Verlusttraumas liegt. Wir befragen also das Symptom nach der in ihm verborgenen Lösungsabsicht und erarbeiten dann genau an dieser Stelle andere, funktionalere Lösungsmöglichkeiten. Das heißt für das obige Fallbeispiel 14: »Ihre Herzschmerzen genau an den Körperteilen, die von Ihrem Neffen gefunden wurden, sind wohl der Versuch, Ihre Schmerzen und zugleich Ihre Liebe zu Ihrem Neffen auszudrücken. Ich biete Ihnen an, nach Möglichkeiten zu suchen, beides ohne Umweg über die Herzbeschwerden direkt und unmittelbar Ihrem Neffen mitzuteilen.«

- *Schattenseite und Preis der Symptome der Folgestörungen:* Wir würdigen einerseits das Symptom als aus dem schweren Verlusttrauma entstandenen, oft einzig möglichen Lösungsversuch, benennen aber andererseits den Preis und die Schattenseite des Symptoms und des Lösungsversuches. Insbesondere die Schutzfunktion hat immer auch blockierende Wirkung auf die innere Beziehung zum Verstorbenen. Wird dies den Patienten bewusst, sind sie in aller Regel bereit, den Schutz zu lösen und sich mit unserer Begleitung auf die Ohnmacht, den Schmerz und die Trauer des traumatischen Verlustes einzulassen. Für die obige Klientin können wir dies so formulieren: »Den Versuch, über Ihre Herzbeschwerden Ihrem Neffen nahe zu sein, kann ich gut nachvollziehen, zugleich aber blockieren Ihre Beschwerden auch eine freie und nahe Beziehung zu ihm. Deshalb würde ich mit Ihnen gerne andere, direktere Lösungen für Ihre Beziehung zu ihm suchen.«
- *Erarbeiten von anderen, besseren Lösungen:* Wir greifen die gute Absicht im Lösungsversuch auf und schlagen neue Lösungen vor, die die Funktion aufnehmen und zugleich direktere und funktionalere Wege beschreiten. Für die Ausdrucksfunktion

erarbeiten wir mit den Patienten Wege, wie sie ihre Ohnmacht, ihren Verlustschmerz und ihre Trauer direkt im Weinen oder über den Atem ausdrücken können. Dabei begleiten wir die Patienten haltend und schützend, damit diese Gefühle abfließen und »vergehen« können. Für die Beziehungsfunktion der Symptomatik suchen wir direkte Wege, wie die Patienten ihre Nähe und Liebe zu ihrem verstorbenen nahen Menschen so zeigen können, dass sich die Symptomatik als Beziehungsbrücke auflösen kann. In aller Regel beginnen wir hier mit der Verlusttrauma-Therapie, also mit dem heilsamen Versorgen und Bergen des Verstorbenen als konstruktive Alternative zu den Folgesymptomen und ihren letztlich destruktiven Funktionen.

*Beachte!*

*Wenn sich das Folgesymptom löst, kann es zur Reaktivierung der Traumatisierung und damit zu Traumareaktionen kommen. Deshalb muss der Prozess behutsam und immer wieder verlangsamend gestaltet werden. Eventuelle dissoziative Prozesse müssen mit den bekannten Methoden der Reorientierung und des Grounding (vgl. Kapitel 5.4) aufgefangen werden.*

Wir gehen also bei einer psychischen Folgestörung nach einem Verlusttrauma und bei der KTTS zunächst von der Symptomatik aus, suchen nach deren Bedeutung und Funktion und transformieren die Symptomatik, um die destruktiv fixierten Traumareaktionen und Blockaden der Realisierungs- und Beziehungsarbeit zu lösen. Dann führen wir die in den Kapiteln 6 bis 8 beschriebenen Schritte der bipersonalen Traumatherapie für den Verstorbenen, für die Hinterbliebenen und für die Beziehung zum Verstorbenen durch. In aller Regel spielt nun die Symptomatik der psychischen Folgestörung kaum noch eine Rolle; vielmehr stehen der Ego-State des traumatisierten Verstorbenen und der traumatisierte Hinterbliebene im Zentrum des Transformationsprozesses.

## 10.4 Somatisierung des Verlusttraumas und psychosomatische Störungen – Das Verlusttrauma aus dem Körper lösen

In der Somatisierung des Verlusttraumas, also in der körperlichen Fixierung der Traumatisierungserfahrungen und -reaktionen sowie der Trauer- und Beziehungsreaktion, wird die Bedeutung des Körpers (O'Connor 2019; Zanotta 2018; Fogel 2013; Schmidt 2015) für die Hinterbliebenen sehr deutlich, meist schmerzhaft spürbar.

Unser Körper ist der zentrale Ort, an dem die Traumatisierung des Verstorbenen und die eigene Traumatisierung (Peichl 2012; Scaer 2014) ebenso erlebt werden wie der Verlustschmerz und die Trauer als Reaktion des Bindungssystems (Brisch 2019). Diese Erfahrungen werden im Körper embodied, also in körperliche Empfindungen und Reaktionen umgesetzt und gespeichert. Abgekürzt gesagt: Das Verlusttrauma ist mit seinen verschiedenen Facetten im Körper, und der Körper hält das Verlusttrauma über das Freezing fest. Insofern sind der Körper und die Arbeit mit ihm ein wichtiges Medium für die Arbeit mit Trauernden generell und mit traumatisierten Hinterbliebenen im Besonderen.

### 10.4.1 Verschiedene Formen der Arbeit mit dem Körper bei einem Verlusttrauma

Ich will an dieser Stelle kurz allgemein auf die Arbeit mit dem Körper in der Beratung und Psychotherapie nach einem Verlusttrauma eingehen. Diese Körperarbeit erstreckt sich über den gesamten Prozess einer Verlusttrauma-Beratung oder Verlusttrauma-Psychotherapie, sodass ich zunächst ganz knapp die Grundlagen darstellen werde, um dann in einem zweiten Schritt das körperorientierte Vorgehen bei einer Somatisierung und bei psychosomatischen Störungen darzustellen.

Zunächst müssen wir für die Beratung und Psychotherapie nach einem traumatischen Verlust verschiedene Grundformen der Körperarbeit (Geuter 2018) unterscheiden:

- *indirekte Körperarbeit über Einladungen zur Körperwahrnehmung, zu Atemübungen und zur Selbstberührung:* Indirekt meint, dass wir die Hinterbliebenen nicht unmittelbar als Beraterinnen oder Therapeuten selbst berühren, sondern sie indirekt über Anleitungen von außen zur genauen Körperwahrnehmung, zu Atemübungen (Faller 2009) und zur Selbstberührung anleiten (Fogel 2013). Ihr Körper steht damit im Zentrum der Arbeit, nutzt aber nicht das Medium der direkten Berührung.
- *direkte Körperarbeit über Berührung:* Hier findet eine direkte Berührung durch die Berater und Therapeutinnen statt, die ganz unterschiedliche Formen wie das Stützen im Rücken, ein

Berühren am Unterarm oder des Handrückens, das Halten der Schulter oder des Rückens zwischen den Schulterblättern oder im Lendenwirbelbereich einnehmen kann.

Wir unterscheiden des Weiteren die

- *stabilisierende Körperarbeit im Rahmen der Stabilisierungsarbeit:* Die stabilisierende Körperarbeit stärkt die Hinterbliebenen über die Körperwahrnehmung und über das körperliche Haltgeben. Der Atem dient hier vor allem der Beruhigung. Wir haben die stabilisierende Körperarbeit schon in Kapitel 4 kennengelernt.
- *transformierende Körperarbeit als therapeutischer Lösungsprozess:* Hier unterstützen wir den Körper so, dass die Traumareaktionen und der Verlustschmerz über den Körper ins Fließen und damit ins Abfließen kommen können (Fogel 2013; Scaer 2014). Auch die im Körper blockierte Liebe bringen wir wieder ins Fließen und in eine nun spürbare Verortung im Körper, z. B. im Herzen. Wir lösen also die körperlichen Fixierungen und Blockaden der Traumatisierungsreaktionen (wie das Freezing), des Verlustschmerzes und der Trauer. Hier können wir z. B. bioenergetische Verfahren (Schwenk u. Pechtl 2019) oder das Somatic Experiencing (Levine 2016) anwenden, allerdings müssen wir diese Verfahren dann um die Beziehungsdimension zum Verstorbenen erweitern.

### 10.4.2 Prozessschritte der transformierenden Körperarbeit

Ich möchte nun die Prozessschritte der transformierenden Körperarbeit (Zanotta 2018; Fogel 2013; Schmidt 2015) darstellen, mit denen wir Traumareaktionen wie das Freezing und den Verlustschmerz immer wieder im und aus dem Körper lösen, ins Fließen und damit ins Abfließen bringen. Auch die im Körpersymptom blockierte Liebe und Nähe zum Verstorbenen lösen wir ebenfalls aus der körperlichen Fixierung und lassen sie im Körper zirkulieren, um sie dann an einem sicheren Körperort dauerhaft zu verankern.

> *Beachte!*
>
> *Die Traumareaktionen, den Verlustschmerz und die Trauer lösen wir aus (!) dem Körper ins Abfließen. Die Beziehungsgefühle lassen wir im Körper fließen und zirkulieren und verorten sie dann im (!) Körper.*

Ich möchte nun den Schwerpunkt auf die indirekte Körperarbeit mit nur wenigen Hinweisen zur direkten Körperarbeit legen. Ich betone noch einmal, dass eine direkte Körperarbeit über die Berührung des Körpers eine körpertherapeutische Ausbildung und viel Erfahrung mit dieser Arbeit voraussetzen. Vor allem sind auch hier mögliche Übertragungsphänomene, insbesondere bei einer gegengeschlechtlichen Konstellation von Therapeut und Patientin zu beachten.

In der Verlusttrauma-Beratung bezieht sich die transformierende Körperarbeit auf die körperlich embodied Traumaerfahrungen und -reaktionen, auf den verkörperten Verlustschmerz, auf die embodied Trauer und auf die körperlich erfahrene Bindungsreaktion. Hier liegt noch keine körperlich fixierte KTTS oder eine psychosomatische Störung vor.

In der Verlusttrauma-Psychotherapie bei psychosomatischen Störungen arbeiten wir mit den gleichen Methoden und Prozessschritten mit den Körpersymptomen. Allerdings erfordert die Therapie von psychosomatischen Störungen in aller Regel einen intensiveren und längeren Prozess, um die fixierten und chronifizierten Körpersymptome zu lösen und zu transformieren.

Voraussetzung für die lösende Körperarbeit ist die stabilisierende Körperarbeit mit den Hinterbliebenen, sodass diese schon einen Zugang zu ihrem Körper besitzen und sich über den Körper stabil fühlen können. Wie immer erklären wir den Betroffenen den Prozess der Körperarbeit und bitten um Zustimmung für diese Arbeit im Sinne des informed consent, z. B.: »Ich schlage Ihnen vor, den in Ihren Rückenschmerzen, also in Ihrem Körper blockierten Schmerz über den Tod Ihrer Frau zu spüren und ihn ins Abfließen zu bringen. Ich leite Sie dabei ganz sicher an. Das wird auch schmerzlich, aber die Lösung aus dem Körper wird sehr erleichternd sein und auch eine vertiefte Nähe zu Ihrer Frau über Ihren Körper ermöglichen. Sind Sie bereit, sich darauf einzulassen?«

Nach der Zustimmung der Hinterbliebenen können wir nun in die transformierende Körperarbeit einsteigen:

- *Einstieg zur Körperarbeit über die Aktivierung von Körperressourcen:* Wir beginnen die lösende Arbeit am Verlusttrauma immer mit einer körperlich erfahrbaren Ressource wie z. B. dem beruhigenden Atem oder auch – oft ist das schon möglich – mit dem Zugang zur körperlich erfahrbaren Liebe zum Verstorbenen.

Dabei fragen wir: »Wo im Körper spüren Sie die Zuneigung, Verbundenheit oder Liebe zu Ihrem nahen Menschen?« Dann laden wir die Hinterbliebenen ein, diese Körperempfindung genauer zu spüren und zu beschreiben, und lassen sie dann an dieser Körperstelle verankern, indem die Hinterbliebenen ihre Hand auf diese Körperstelle legen. Dieser Prozess gibt den Hinterbliebenen eine emotionale und körperliche Sicherheit, und wir können auf diese Erfahrung zurückkommen, wenn die weiteren Prozesse der Körperarbeit emotional sehr heftig werden. Über den gesamten Prozess können wir dann zwischen der körperlich verankerten Erfahrung der Verbundenheit und den körperlich erfahrbaren Trauma- und Verlustschmerz-Reaktionen hin- und herpendeln.

- *Zugang zur Körperwahrnehmung über die Körperorte der Traumatisierungen:* Wir suchen zuerst den Zugang zu Traumareaktionen wie dem Erstarren oder Numbing, da diese alle weiteren Körperwahrnehmungen und -reaktionen zu sehr dämpfen oder blockieren können. Später suchen wir den Zugang zu den körperlichen erfahrbaren oder blockierten Verlustschmerz- und Trauerreaktionen. Der Prozess ist jeweils derselbe und wird über Fragen zur genauen Körpererfahrung eingeleitet: »Wo im Körper spüren Sie Ihr Erschrecken/Erstarrung/Betäubung?« oder »An welcher Stelle des Körpers wollen sich Ihr Verlustschmerz und Ihre Trauer jetzt zeigen?« Wir bitten die Hinterbliebenen, die Körperempfindung nicht abzuwehren oder abzuwerten, sondern sie als wichtiges Signal des Körpers gelten zu lassen und zu spüren.
- *Differenzierung und Spezifizierung der Körperwahrnehmung:* Nun bitten wir die Hinterbliebenen, die Körperempfindungen an diesem Körperort genauer wahrzunehmen. Wir unterstützen sie dabei, indem wir genauer nachfragen und nachspüren lassen: »Wie fühlt sich die Erstarrung/der Verlustschmerz an dieser Körperstelle genau an: eher kühl oder warm, weich oder hart, schwer oder leicht …?« Dies hilft den Hinterbliebenen, die Körperempfindungen zu differenzieren, sich zu eigen zu machen und als eigene Ressource zu verstehen.
- *Realisierungsarbeit über die Körperwahrnehmung:* Über die Körperwahrnehmung wird nun auch körperlich wahr, was bisher in der Dissoziation und in Vermeidung unwirklich oder nur

kognitiv gedacht war. Über den Körper kommt die Realität des Verlustes von der Unwirklichkeit und vom Kopf in die körperlich gefühlte und erlebte Realität. Dies löst häufig noch einmal intensive Trauer aus, die wir über den Atem und über das Weinen ins gestaltete Abfließen und damit aus dem Körper bringen lassen.

- *Befragen der Körperempfindung:* Wir können nun die Körperempfindung an ihrem Körperort befragen, was sie in Hinblick auf die Traumatisierungen, auf den Verlust selbst und auf die innere Beziehung mitteilen will: »Was möchte die Enge in Ihrem Brustkorb Ihnen zum Tod Ihres Mannes mitteilen?« Wir können diese Befragung im Gespräch oder aber in einer Tiefenentspannung vornehmen. Sehr häufig entstehen spontane Reaktionen, die oft mit Schmerz und Trauer verbunden sind. Dann laden wir die Hinterbliebenen ein, die Trauer fließen zu lassen. Wir können dann weiter nach einem Impuls, der in der Körperempfindung liegt, fragen: »Was will dieses Körpergefühl von Ihnen? Was sollen Sie für Ihren lieben Menschen tun?« Oft kann sich in diesem Prozess die Körperempfindung und das damit verbundene Gefühl lösen und in eine konkrete Handlung übersetzt werden. Dann können wir an dieser Stelle den Prozess abschließen. Im obigen Fallbeispiel 14 entstand aus der im Symptom festgehaltenen Liebe zu dem Neffen der Impuls, ihm erstmals direkt zu sagen: »Ich liebe dich wie einen eigenen Sohn.«
- *Symbolisieren der Körperwahrnehmung der Trauma- und Verlusterfahrungen:* Eine andere Methode besteht darin, die Hinterbliebenen ihren Körper fragen zu lassen, welches Symbol er aus der Körperempfindung an dem gespürten Körperort entstehen lassen will: »Wenn Sie jetzt dort die Schwere auf Ihrer Brust spüren, welches Bild oder Symbol will dazu auftauchen oder passt dazu? Schauen Sie nach innen in Ihren Körper nach diesem Symbol. Sie können dazu die Augen schließen.« Wir können nun im Gespräch über die Bedeutung und den im Symbol enthaltenen Impuls reflektieren oder aber wieder in einen Dialog mit dem Symbol eintreten: »Fragen Sie diesen schweren Stein auf Ihrer Brust, was er Ihnen bedeuten will.« Auch hier erhalten wir häufig den Impuls, die Körperempfindung in Trauer aufzulösen, oder konkrete Ideen, wie die Körperempfindung in

eine Handlung für den Verstorbenen oder die Hinterbliebenen selbst aufzulösen ist.

*Beachte!*

*In den körperlichen Empfindungen und Symptomen zeigt sich analog auch oft die körperliche Traumatisierung des Verstorbenen (!). So bildet sich beispielsweise in der erlebten Angina pectoris der plötzliche Herztod des Partners oder in den asthmatischen Atembeschwerden der Erstickungstod der Tochter ab. Dann müssen wir das Körpersymptom auch als Hinweis auf eine noch nicht vollständig versorgte Traumatisierung des Verstorbenen (!) verstehen. Wir holen dann die traumatherapeutische Versorgung des Verstorbenen für diese am Körper erlebte Traumatisierung nach.*

- *Körperliche Transformation der Körperempfindung über Atem und Selbstberührung:* Wir können nun auch noch direkter mit der Körperempfindung arbeiten und sie über die Körpererfahrung lösen und ins Fließen bringen. So können wir die Hinterbliebenen bitten, den Atem an die Körperstelle in die Körperempfindung fließen zu lassen: »Ich möchte Sie bitten, tief einzuatmen und den Atem in ihr schmerzendes Herz fließen zu lassen, sodass der Atem den Schmerz löst, mitnimmt und als Trauer wegfließen lässt.« Wir können die Hinterbliebenen auch bitten, ihre Hand auf die Körperstelle zu legen und Wärme in die Körperempfindung zu bringen: »Ich möchte Sie bitten, eine Hand auf Ihren erstarrten Bauch zu legen und über Ihre Hand dorthin eine lösende Wärme fließen zu lassen.« Zeigt sich keine Wirkung, können wir den Atem oder die Wärme intensivieren lassen und mit dem Bild des Abfließens oder Aufschmelzens verbinden. Körpertherapeutisch ausgebildete Therapeutinnen können direkt über ihre Berührung die Wärme und über eine behutsame Massage lösende Bewegung an diese Körperstelle bringen.
- *Feststeckende Körperenergie in Bewegung bringen:* Schreck, Schock, Erstarrung und Verlustschmerz sind immer auch in den Muskeln und Faszien (Schleip et al. 2014; Fogel 2013) ebenso gespeichert wie die Flucht- und Kampfenergie des sympathischen Nervensystems. Deshalb achten wir bei den Hinterbliebenen auf kleine muskuläre Signale wie Fäusteballen, Kieferanspannen, Zucken in den Beinen oder fast unmerkbares Zittern. Wir

bitten die Hinterbliebenen, diese Signale wahrzunehmen, zu verstärken und den Bewegungsimpuls in diesen muskulären und faszialen Körpersignalen zu spüren: »Ich möchte Sie bitten, dieses Ballen Ihrer Faust zu spüren. Lassen Sie es stärker werden, sodass es in eine kleine Bewegung übergeht.« Wir würdigen diese Impulse als angemessene Verlusttrauma-Reaktion des Organismus und bitten den Organismus, die darin enthaltende Energie in der Trauer abfließen zu lassen: »Ja, Sie würden gerne zuschlagen, voller Wut, die sich gegen den Tod ihres geliebten Menschen richtet. Halten Sie mit der anderen Hand diese geballte Faust und spüren Sie die Trauer darüber, dass Ihre Wut nichts mehr ändern kann.«

In der direkten Körpertherapie können wir die Kampf- und Fluchtimpulse auffangen und halten, damit die Ohnmacht und Wut angesichts eines nicht revidierbaren Verlustes sich im Gehaltenwerden dann in Schmerz und Trauer lösen können.

*Beachte!*

*Es geht nicht um ein Ausagieren der körperlich gespeicherten Traumareaktionen und der Flucht- und Kampfimpulse, sondern um deren Halten und Überführen in spürbaren Verlustschmerz und fließende Trauer.*

- *Im Körper die Liebe spüren und verankern:* Wir arbeiten natürlich auch beziehungsorientiert mit dem Körper und fragen die Hinterbliebenen, wo und wie sie die Liebe zum Verstorbenen im Körper spüren. Sehr häufig ist die Verbundenheit nach einem traumatischen Verlust im Körper nicht zugänglich. Sie findet sich aber dann meist hinter anderen Körperempfindungen wie Druck oder Enge, die wir wie beschrieben in Schmerz und Trauer lösen, um erst dann – meist genau an derselben Körperstelle – den Zugang zu körperlich spürbarer Verbundenheit und Nähe zu finden: »Nachdem sich die Enge in Ihrem Herzen in Trauer lösen konnte, möchte ich Sie einladen, noch einmal in Ihr Herz zu spüren, um jetzt dort Ihre Liebe zu Ihrem Neffen zu entdecken.«

  Können die Hinterbliebenen ihre Verbundenheit und Liebe an einem Körperort spüren, lassen wir diese über die Anleitung zur Achtsamkeit genauer wahrnehmen. Wir bitten dann die Hinterbliebenen, ihre Hand auf diese Körperstelle zu legen und die Liebe dort dauerhaft zu verankern.

> *Merke!*
>
> *Für die Körperarbeit mit einem Verlusttrauma gilt die Grundregel: Trauma und Trauer dürfen aus (!) dem Körper gehen, die Liebe darf im (!) Körper bleiben.*

- *Zur Ruhe kommen und die Erschöpfung spüren lassen:* Nach diesen verschiedenen körperlich lösenden Prozessen brauchen die Hinterbliebenen immer auch eine Zeit, in der sie die körperliche Erschöpfung spüren und zur Ruhe kommen können. Manchmal gibt es noch ein Zittern oder ein abschließendes Schluchzen und Seufzen. In dieser Ruhephase können sich der Körper und damit die bisherigen Trauma-, Verlust- und Bindungssysteme neu organisieren. Die Trauernden spüren dann oft eine innere Ruhe, ein Gefühl von Getröstetsein und eine gelassene Verbundenheit mit dem nahen Menschen.

### 10.4.3 Körperarbeit mit psychosomatischen Störungen

Wir können nun die eben beschriebenen Methoden direkt auf die Körpersymptome einer psychosomatischen Störung übertragen. Allerdings sind psychosomatische Störungen (ICD F45) meist schon über längere Zeit fixiert und chronifiziert, sodass wir fast immer über mehrere Sitzungen mit den Körpersymptomen und deren verschiedenen Facetten arbeiten müssen.

Dabei gehen wir von der genauen, achtsamen und differenzierenden Wahrnehmung der Körpersymptome aus, klären zunächst die Bedeutung und Funktion der psychosomatischen Störung und bringen die in den Symptomen fixierten und blockierten Trauma-, Verlustschmerz- und Trauergefühle ins Fließen und Abfließen. Und schließlich bringen wir die in den Symptomen zurückgehaltene Liebe zum Verstorbenen wieder ins Spüren und verankern sie im Körper.

Ich will für zwei Störungsbereiche die wesentlichen Funktionen der psychosomatischen Störungen aufzeigen:

- *Bedeutung und Funktion muskulärer, chronischer Schmerzsyndrome:* Viele Hinterbliebene, insbesondere Männer, leiden an chronischen Schmerzsyndromen (ICD F45.4; vgl. Seemann 2018) im muskulären Bereich, von Rückbeschwerden bis zur Fibromyalgie. Häufig stecken in den Muskeln und Faszien der Schreck und die Erstarrung als Traumareaktion, ebenso die muskulären Flucht- und Kampfimpulse, besonders der Wut. Dies zeigt sich bei traumatisierten Hinterbliebenen oft im Zähneknirschen.

Gerade Männer wehren den Verlustschmerz und die Trauer und damit die Realität des Verlustes häufig über ihre Muskeln ab, sodass sich oftmals geradezu ein Abwehrpanzer bildet. Die Funktion der Muskelanspannung und -verhärtung liegt also in der Abwehr der Traumatisierung und des Verlustschmerzes. Die chronischen Schmerzen sind einerseits Ausdruck dieser muskulären Abwehrarbeit, zugleich fokussieren sie die Hinterbliebenen weg vom traumatisierenden Verlust hin zum chronifizierten, sich autonom verhaltenden Schmerz.

Bei Frauen ist häufiger ein verzweifeltes, den ganzen Muskelapparat umfassendes Festhalten des Verstorbenen zu finden. Hier ist also die Muskelanspannung der verzweifelte Versuch, die Beziehung und Nähe zum Verstorbenen festzuhalten. Dies kann jedoch nicht gelingen, sondern führt eher zum Verlust der inneren Beziehung, weil auch hier die muskulären Schmerzen und nicht mehr die Beziehung zum Fokus der Hinterbliebenen werden. Auch ungeklärte Beziehungsthemen, insbesondere die Wut auf den verstorbenen nahen Menschen nach einem Suizid, aber auch die Angst vor unangenehmen und ungelösten Beziehungsproblemen zeigen sich häufig als schmerzende Muskelspannung.

Muskelschmerzen sind wie alle körperlichen Schmerzsymptome immer auch Ausdruck des ungelebten Verlustschmerzes der Hinterbliebenen. Die Assoziation zwischen Trennungs- und Verlustschmerz und Körperschmerz entsteht neuronal im Schmerzsystem des periaquäduktalen Graus im Mittelhirn und in der Insula (vgl. Exkurs in Kapitel 4). Wir dürfen aber auch nicht vergessen, dass Schmerzen an bestimmten Körperstellen häufig den körperlichen Schmerz des Verstorbenen, den dieser bei seinem traumatisierenden Sterben erlebt, verkörpern und damit zeigen.

- *Bedeutung und Funktion psychosomatischer funktioneller Herz-Kreislauf-Syndrome:* Das Herz ist physiologisch und symbolisch das Organ der Liebe und des Lebens und deshalb sehr oft durch ein Verlusttrauma im Erleben der Hinterbliebenen besonders betroffen. Die häufig vorkommenden Herzsymptome reichen von stechenden oder dumpfen Herzschmerzen und Engegefühlen in der Herzgegend über Angina-Pectoris-Beschwerden bis zu Herzrhythmusstörungen und infarktähnlichen Symptomen.

*Beachte!*

*Wie alle somatischen und psychosomatischen Symptome nach einem Verlusttrauma müssen gerade Herzsymptome medizinisch genau und gründlich abgeklärt werden. Nur wenn kein Befund vorliegt, kann mit ihnen psychotherapeutisch gearbeitet werden. Gibt es einen Befund, darf psychotherapeutisch nur in enger Absprache mit den untersuchenden und behandelnden Ärztinnen gearbeitet werden.*

In den Herzschmerzen werden meist der Verlustschmerz und die schmerzende Liebe gespürt. In Gefühlen der Herzenge werden oft der Verlustschmerz und die Trauer festgehalten, aus der Angst, dass bei einem Zulassen dieser Gefühle eine Überflutung eintreten könnte. Infarktähnliche Körperempfindungen, Herzstolpern und panikartige Gefühle von Herzstillstand empfinden oft das traumatisierende Sterben des nahen Menschen nach und stellen so eine indirekte und zugleich bedrohte Beziehung zum Verstorbenen her. Gleichzeitig sind Herzsymptome immer auch ein intensiver, eben schmerzender Ausdruck der Liebe zum Verstorbenen und damit immer auch sehnsuchtsvoller schmerzender Beziehungsversuch.

Andere psychosomatischen Symptome und Folgestörungen lassen ich in analoger Weise wie die muskulären Schmerzsyndrome und Herzsymptome in ihrem Sinn und ihrer Funktion verstehen und lösend transformieren.

## 10.5 Depression als Lebensverzicht – Die Depression aus dem Stillstand lösen

Während sich die psychosomatischen Folgestörungen auf ein Organsystem konzentrieren, stellt die Depression (ICD F32) als Folgestörung eines Verlusttraumas und einer KTTS zunächst einen mehr oder weniger weitgehenden Stillstand des gesamten Erlebens und energetischen Zustandes von Hinterbliebenen (Meiss 2018) dar. Sie verzichten unwillkürlich und unbewusst auf Lebendigkeit und auf das

Leben selbst, sodass wir die Depression als Lebensverzicht verstehen können. So kommt ein Vater drei Jahre nach dem Motorradunfall seines Sohnes mit dem Problem, dass er keine Energie mehr spürt, sich auch an den kleinen Dingen des Lebens nicht erfreuen kann und an einer starken Ruhelosigkeit einhergehend mit einer nächtlichen Schlaflosigkeit leidet. Er leidet auch an massiven Schuldgefühlen, weil er als begeisterter Motorradfahrer seinen Sohn zum Motorradfahren ermutigt hatte. Er wurde nachts an die Unfallstelle gerufen und sah, wie sein Sohn schwer verletzt neben dem Motorrad lag. Wie an diesem Beispiel ersichtlich, spielt bei der Depression neben der Traumatisierung besonders auch die Loyalitäts- und Schuldthematik häufig eine wesentliche Rolle.

Die Depression als Verlusttrauma-Folgestörung hat in der Regel folgende Hintergründe:

- *Depression als Fixierung und Chronifizierung des Numbings und des Freezings:* Das in der Traumatisierung einsetzende Freezing und Numbing ist genau wie die Depression durch eine Erstarrung bis in die Mimik hinein und ein Nicht-spüren-Können bis zur Empfindungslosigkeit gekennzeichnet. Sowohl diese Traumareaktionen als auch die Depression dienen der Dissoziation und damit dem Schutz vor der schmerzlichen Realität der Traumatisierung des Verstorbenen, seines Todes und seiner bleibenden Abwesenheit. Können sich Freezing und Numbing nicht lösen, kann es zur Fixierung dieser Traumareaktionen in einer depressiven Symptomatik kommen.
- *Depression als Fixierung der Verlust-Verzweiflungs-Reaktion im Bindungssystem:* Das Bindungssystem wird nun in seiner zunächst normalen Reaktion der Verzweiflung über das Freezing in der Traumatisierung fixiert, sodass es bei einer resignativen, verzweifelten Hilflosigkeit bleibt. Hinterbliebene können dann auch nicht aktiv die innere Beziehung zum Verstorbenen gestalten, sodass sie ihn ebenso wenig spüren wie Verbundenheits- und Beziehungsgefühle zu ihm und sich das Innere ohne Zugang zum Verstorbenen leer anfüllt. Die als leer erlebte Beziehungslosigkeit aber verstärkt die Verzweiflungsreaktion des Bindungssystems bis zur Depression. Dies zeigt sich bei der Mutter in Fallbeispiel 5 in Kapitel 4 beginnend darin, dass sie ihre Tochter nicht spürt und keinen Zugang zu ihr hat.

- *Depression als Lebensverzicht aus Loyalität und Schuld:* Der Lebensverzicht in und durch die Depression wird von den Hinterbliebenen oft als Loyalitätsleistung verstanden, mit der sie für den Verstorbenen auf ihr eigenes Leben verzichten. Der geliebte Verstorbene darf sein Leben nicht weiterführen, deshalb dürfen auch die Hinterbliebenen ihr Leben symbolisch und psychologisch nicht weiterführen und nehmen sich bis zum depressiven Stillstand zurück. Das Numbing und die Erstarrung der Traumatisierung legen das depressive Erleben schon von Anfang an nahe und werden dann in den Dienst für das depressive Sich-nicht-mehr-Spüren genommen. In dieser vom Freezing und Numbing eingeleiteten und verstärkten Rücknahme des Lebens zeigt sich ihre Loyalität gegenüber dem Verstorbenen. Zugleich fühlen sich die depressiven Hinterbliebenen in ihrer Depression, die symbolisch und psychologisch dem Sterben des nahen Menschen ähnelt, diesem auf verzweifelte, aber destruktive Weise nahe. So wird die Depression zu einem Beziehungsversuch, der zugleich die Beziehungsgefühle sterben lässt. Dies ist nur zu verstehen, wenn der Lebensverzicht, der sich in der Depression realisiert, zugleich auch ein Opfer für den Verstorbenen darstellt. Dieses Opfer aus Liebe zum Verstorbenen opfert paradoxerweise zugleich die Liebe.

  Des Weiteren ist die Depression sehr häufig aber auch eine Sühneleistung für die gefühlte Überlebensschuld und für die reale oder vorgestellte Mitschuld oder Schuld am Tod des nahen Menschen. Mit dem depressiven Lebensverzicht wird versucht, die eigene Schuld abzutragen oder gegenüber dem Verstorbenen auszugleichen.

Die Prozessschritte für die lösende Arbeit bei einer Depression als Folgestörung des Verlusttraumas ähneln der Arbeit mit psychosomatischen Störungen. Voraussetzung ist wie immer die emotionale Stabilität der Patienten, weil in der Lösung der Depression die intensiven Gefühle von Ohnmacht, Verlustschmerz, Trauer und Wut auftauchen werden. Wir gehen bei der Depression von den depressiven körpernahen Empfindungen wie Druck auf der Brust, Enge um das Herz oder bleierne Schwere oder von den depressiven Gefühlen wie Leere, Energielosigkeit, Verzweiflung und Hilflosigkeit aus und lassen diese spüren und genau wahrnehmen. Die genau wahrgenommenen Empfindungen und Gefühle führen die Hinterbliebenen an die Stellen, an denen die Transformation und Lösung der Depression ansetzt:

- *Heilsames Versorgen des Verstorbenen und der Hinterbliebenen:* Die fixierte Ohnmacht und Hilflosigkeit bei Depressionen zeigen, dass meist weder der Verstorbene noch die Hinterbliebenen in ihren Traumatisierungen heilsam versorgt und dann geborgen wurden. Deshalb ist diese in Kapitel 6 und 7 beschriebene Arbeit häufig der erste Schritt in der transformierenden Arbeit mit der Depression. Besonders in der Versorgung des verstorbenen nahen Menschen erleben die depressiven Hinterbliebenen, dass sie etwas Liebevolles und Wichtiges für ihren nahen Menschen tun können. Sie kommen so aus der Erstarrung und verzweifelten Resignation in eine innere Aktivität und Aktivierung, die die Handlungsunfähigkeit in der erstarrten traumatischen Ohnmacht und Depression auflösen. Auch die Zuwendung zu dem eigenen, in der Traumatisierung erstarrten Ego-State der unmittelbaren Verlustsituation ist einerseits eine Aktivität, andererseits eine tröstliche Erfahrung, in der sich die depressive Erstarrung in abfließende Trauer lösen kann. So leitete ich den Vater an, seinen bei dem Motorradunfall verstorbenen Sohn durch Helfergestalten versorgen und bergen zu lassen. Dies war für den Vater tief bewegend und löste seine im Freezing des Schocks und in der Depression erstarrten Gefühle von Verlustschmerz und Trauer einerseits, von Verbundenheit und Liebe zu seinem Sohn andererseits.
- *Behutsames Lösen der in der Depression erstarrten Gefühle:* In der heilsamen Versorgung des Verstorbenen und der Hinterbliebenen wird also die Lösung der in der Depression erstarrten Gefühle möglich. Wir unterstützen die Transformation der depressiven Erstarrung in fließende Trauer durch die Anleitung, in die Erstarrung zu atmen und sie ins Fließen zu bringen. Wir lassen kleinste muskuläre Reaktionen spüren und verstärken sie bis zur wahrnehmbaren Bewegung, die die in der depressiven Erstarrung festgehaltenen Handlungsimpulse, z. B. etwas für den Verstorbenen zu tun, umsetzen. Wir bitten die Patienten, ihre Hand auf die depressiv erstarrten Körperorte zu legen, um von der Hand ausgehend die lösende Wärme im Körper zu spüren. Damit leiten wir die Patientinnen in kleinsten Schritten an, sich

wieder selbst, die Liebe zum Verstorbenen und die Trauer zu spüren. Sowohl die gefühlte Trauer als auch die gespürte Liebe zum Verstorbenen lösen die Depression.

- *Lösende Beziehungsarbeit:* Wir unterstützen nun die Hinterbliebenen, im und über den Körper die Nähe und Verbundenheit zum Verstorbenen zu spüren. Wir leiten die Patienten an, dem Ego-State des Verstorbenen an konkreten Orten wie seinem Zimmer spürend nahe zu sein. Ebenso laden wir zu imaginativen Begegnungen in erinnerten Szenen und auf der inneren Bühne ein. Über das angeleitete schrittweise Erleben der Nähe des Verstorbenen lösen wir die für die Depression typische Fixierung der Verlust-Verzweiflungs-Reaktion des Bindungssystems. Wir überlegen dann mit den Hinterbliebenen, wie sie die innere Beziehung zum Verstorbenen z. B. über das Schreiben von Briefen aktiv gestalten und leben können. Gerade einfachste Aufgaben der Beziehungsgestaltung wie die bewusste Grabpflege führen die Hinterbliebenen in kleinsten Schritten aus der depressiven Energie- und Sinnlosigkeit.
- *Klärung der Loyalitäts- und Schuldthemen:* Schließlich lösen wir die für die Depression bei einem Verlusttrauma so zentralen Themen des Lebensverzichtes als loyales Liebesopfer und als Ausgleichsversuch für reale oder vorgestellte Schuld wie in Kapitel 8 dargestellt über die direkte Beziehungsarbeit auf der inneren Bühne.

Für die Therapie der Depression fehlen, wie für die anderen Folgestörungen, nun noch die Schritte in ein wieder gelingendes Leben. Diese werden wir im letzten Kapitel kennenlernen.

Für die Arbeit mit der *Sucht* als traumavermittelter Vermeidungs- und Beziehungsstrategie müssen wir die Eigendynamik des Suchtmittels wie Alkohol oder Medikamente berücksichtigen. Hier ist häufig auch die Zusammenarbeit mit einer Suchtberatungsstelle oder Suchtklinik zu empfehlen. Dann kann nach einer Entwöhnung die hier beschriebene Verlusttrauma-Psychotherapie einsetzen.

Bei der Therapie der *Verbitterungsstörung* steht die Funktion der Wut und des Zorns im Zentrum des Prozesses. Sofern die wenigen, meist männlichen Patienten sich darauf einlassen wollen, suchen wir in der Verbitterung die Wut. Wir lassen dann die Hinterbliebenen spüren, dass auch die Wut nichts mehr an der äußeren Realität des Todes des nahen Menschen und seiner Traumatisierung rückgängig machen kann. Die nun zu spürende Ohnmacht und Trauer lassen wir ins Fließen und damit ins Abfließen kommen.

# 11 Vom bipersonalen Verlusttrauma in ein wieder glückendes Leben

**Fallbeispiel 15: Darf es eine neue Beziehung geben?**

Eine 40-jährige Frau leidet an den schrecklichen Bildern des qualvollen Sterbens ihrer Partnerin, die völlig unerwartet und sehr rasch an einem Pankreaskrebs starb. Auch nach über zwei Jahren konterkarieren die Flashbacks immer wieder ihre schönen Erinnerungen an die gemeinsame Zeit und die innere Beziehung zur verstorbenen Partnerin. Nach der Durchführung der Traumatherapie für die verstorbene Partnerin und für die Klientin wird ein störungsfreies Erinnern möglich. Nun kann die Klientin die innere Beziehung leben und ist ganz erfüllt von ihr. Allmählich entsteht der Wunsch nach einer neuen Beziehung. Doch die Klientin kann diesen Wunsch aus Loyalität zur verstorbenen Partnerin nicht zulassen, obwohl diese ihr in einem Gespräch kurz vor ihrem Tod eine neue Beziehung ausdrücklich gewünscht hatte. Über eine nochmalige Ermutigung zu einer neuen Beziehung auf der inneren Bühne kann sich die Klientin allmählich für eine neue Beziehung öffnen. Sie erlaubt sich auch, ihre innere Beziehung weiterzuleben und in ihrem Herzen den Raum für eine dazukommende Beziehung freizugeben. Sie kann lächelnd sagen: »Mein Herz ist groß genug für zwei Beziehungen.«

Hier zeigt sich die typische Loyalitätsthematik nach einem traumatischen Verlust, wenn die Hinterbliebenen wieder in ein eigenes Leben, in dem es auch wieder Glück, Freude und Sinn geben darf, eintreten wollen. Diese Loyalitätsthematik müssen wir wieder in der direkten Begegnung mit dem Ego-State des Verstorbenen klären, zugleich müssen die Hinterbliebenen ihre eigene, durch den traumatisierenden Verlust gestörte Beziehung zum Leben klären und neu finden.

## 11.1 Die traumatisierte Beziehung zum Leben und die Vermeidung des Lebens

Ein traumatischer Verlust verändert die Beziehung der Hinterbliebenen zum eigenen Leben und damit zu sich selbst grundlegend und fundamental. Auch diese im Normalfall so selbstverständliche Beziehung wird traumatisiert, unterbrochen und phasenweise gestört.

Damit wird auch die Beziehung der Hinterbliebenen zu sich selbst, die sich in ihrem Lebens- und Selbstverständnis ausdrückt, unterbrochen. Die Hinterbliebenen verstehen die Welt, das Leben und sich selbst nicht mehr, weil alle bisher gültigen Kategorien des Lebens durch den traumatisierenden Tod des nahen Menschen ungültig werden. Besonders der Glaube, dass alles seinen Sinn hat, dass das Leben zumindest weitgehend gerecht ist, und vor allem, dass es für alles eine Lösung gibt und dass alles immer gut wird, zerbricht durch einen traumatischen Verlust.

Die Hinterbliebenen erleben besonders in den ersten eineinhalb Jahren nach dem traumatisierenden Verlust in der Beziehung zu und mit ihrem Leben folgendes:

- *Aus dem Leben geworfen:* Hinterbliebene erleben den traumatisierenden Verlust wie einen Schlag gegen den Kopf oder einen Tritt in den Bauch, der sie aus dem gewohnten Leben und den alltäglichen Lebensroutinen wirf. Sie fühlen sich wie unter einer Glasglocke oder hinter einer Glasscheibe, auf deren anderer Seite das Leben draußen schemenhaft und verschwommen vorbeizieht. Sie stehen buchstäblich neben dem bisherigen Leben und damit neben dem Leben überhaupt und fühlen sich durch die dissoziativen Traumareaktionen von ihm abgeschnitten. Es ist nun nicht mehr das eigene Leben, sondern nur noch das Leben der anderen.
- *In der Lebendigkeit betäubt:* Die normalen Traumareaktionen von Freezing und Numbing betäuben die Hinterbliebenen in ihrem Erleben, sodass sie sich nicht mehr lebendig, sondern wie Zombies fühlen. Alles kommt nur noch wie durch eine dämpfende Watte und einen undurchdringlichen Nebel zu ihnen. Ihre eigenen Reaktionen scheinen verlangsamt und zäh. So fühlen sie sich in ihrer eigenen Lebendigkeit und Lebensfähigkeit traumatisiert und blockiert.
- *Verlustschmerz und Trauer rauben Lebensenergie und Lebensfreude:* Das Aushalten des immer wieder durchbrechenden Verlustschmerzes und der verzweifelten Trauer benötigen sehr viel psychische Energie, sodass Hinterbliebenen nur die Energie für das Über- und Weiterleben bleibt. Das Leben ist in den ersten anderthalb Jahren auf das Nötigste reduziert, weil die Kraft für mehr Leben und Lebendigkeit nicht ausreicht. Zudem

rauben der Verlustschmerz und die Trauer jede Lebensfreude. Die isolierende Betäubung und das Freezing, aber besonders auch die Schmerz- und Trauergefühle passen nicht zum normalen Leben mit Unterhaltung, Betriebsamkeit und sozialen Kontakten. Diese erlebte Diskrepanz führt ebenfalls zu einem Rückzug vom Leben.

- *Die Sinnlosigkeit des weitergehenden Lebens:* Für Hinterbliebene ist der Tod des nahen Menschen in aller Regel sinnlos. Aber auch das Leben ohne ihn ist für sie zunächst ohne Sinn, und deshalb gibt es meist wenige Gründe, das Leben weiterzuleben. Nur die Verpflichtung für andere Familienmitglieder hält viele Hinterbliebene im Leben. Auch die Aufgabe, den verstorbenen nahen Menschen in der Erinnerung lebendig zu halten, hilft vielen Hinterbliebenen, die erste Zeit der Sinnlosigkeit zu überstehen. Erst allmählich entsteht über alltägliche Aufgaben und das Erleben kleinster lebenswerter Erfahrungen wieder Sinn.

Exkurs:

**Verlusttrauma und Sinnfrage**

Kinder leben den Lebenssinn spontan, unwillkürlich und ungebrochen als Freude am Leben und am Lebendigsein. Eine Problematisierung des Lebenssinns und das Aufbrechen der Sinnfrage gibt es in der Pubertät als erste Krisenerfahrung, in der die Sinnfrage jugendlich reflektiert und unterschiedlich beantwortet wird. Ab dem jungen Erwachsenenalter wird der Lebenssinn dann wieder ganz konkret gelebt in der Liebe, im beruflichen Erfolg, im Genuss und dann in der Generativität mit eigenen Kindern oder kreativem Tun. Manche erleben den Sinn in einer Spiritualität, Religiosität oder in einem Glaubenssystem. Hier erhält das Leben einen Sinn durch eine spirituelle Verbundenheit mit dem Ganzen oder durch eine externale Instanz wie beispielsweise Gott. Erst mit den Krisen des Älterwerdens und des nahenden Todes bricht die Sinnfrage häufig erneut auf. Das Aufbrechen der Sinnfrage gehört also neben einer grundsätzlichen philosophischen Reflexion im Wesentlichen zu existenziellen Krisenerfahrungen.

Ein Verlusttrauma als existenzielle Krise der Hinterbliebenen zerbricht die alltägliche Normalität und Sinnroutine fundamental. Der Tod beendet die Möglichkeit der Sinnrealisierung beim Verstorbenen und stellt bei Hinterbliebenen deren eigenen Lebenssinn fundamental in Frage. Bei einem Verlusttrauma ist dies wieder eine bipersonale, also den verstorbenen Menschen und die Hinterbliebenen betreffende Frage: »Warum gerade mein geliebter Mensch?«, »Warum musste er auf diese sinnlose Weise sterben?«, »Warum darf er nicht mehr leben?« und »Warum muss ich ohne diesen Menschen leben?« oder »Warum trifft gerade mich das Schlimmste?«

Die Warum-Frage ist eine Form der Sinnfrage und führt auf diese hin: »Welchen Sinn hat der Tod meines geliebten Menschen, und welchen Sinn hat mein Leben ohne ihn?«

Da es von religiösen Antworten abgesehen keine rationale Antwort auf die Sinnfrage gibt, ist die Sinnlosigkeit des Todes des nahen Menschen auszuhalten, sodass in diesem Aushalten eine Transformation der Sinnfrage in gefühlte Trauer möglich wird. Finden Hinterbliebene einen Sinn für den Tod des nahen Menschen, häufig für den Suizid z. B. als Erlösung von der Depression, ist dies als eine Resilienzreaktion zu verstehen. Je mehr scheinbar willkürliche, nicht verstehbare Zufälle wie z. B. bei einem Unfall den Tod des nahen Menschen bedingen, desto sinnloser erscheint sein Tod. Dann kann der Verzicht auf eine Sinnsuche oder die Delegation der Sinnfrage an eine höhere, transzendente Instanz für viele Hinterbliebene hilfreich sein.

Das allmähliche Wiederfinden eines Lebenssinns für das weitergehende Leben löst sich zunehmend von der Sinnfrage des Todes des nahen Menschen ab und gewinnt mit kleinsten befriedigenden Erfahrungen eine eigene Dynamik. Dieser Prozess spielt sich komplex zwischen einer Sinngebung und einer Sinnfindung ab. Die Redewendung »Dem Leben einen Sinn geben« zeigt, dass die Betroffenen ihrem Leben aktiv wieder einen Sinn zuweisen müssen, so z. B.: »Ich will für meine Familie leben.« Der Satz »Einen Sinn im Leben finden« bildet dazu den Gegenpol und zeigt, dass sich die Sinnerfahrung nicht machen lässt, sondern oft eine unwillkürliche, spontane Erfahrung ist, bei der der Sinnsuchende auf Sinn stößt, indem er das Leben als Vorgegebenes annimmt und mit als wichtig erlebten Inhalten füllt.

- *Die Vermeidung des Lebens und das Fehlen des verstorbenen nahen Menschen:* Hinterbliebene vermeiden meist ganz bewusst, aber auch unbewusst die Teilnahme am Leben wie z. B. an Familien- oder Betriebsfesten. Sie vermeiden das normale, bisherige Leben, weil dies sie daran erinnert, dass ihr geliebter Mensch nicht mehr an diesem Leben teilnehmen kann und er in diesem Leben fehlt. Aus dem Schmerz über das für andere weitergehende, aber für die Hinterbliebenen doch so unvollständige Leben weichen sie dem normalen Leben aus, das ihnen – so paradox es sich anhört – Schmerz bereitet.

- *Die Abwehr des banal erscheinenden Lebens:* Das bisherige Leben und das weitergehende Leben der anderen erscheinen nicht nur sinnlos, sondern banal angesichts dessen, was mit dem nahen Menschen in seinem traumatisierenden Sterben und mit den Hinterbliebenen durch den Verlust selbst geschehen ist. Damit gibt es für die Hinterbliebenen auch eine verständliche Begründung, auf das Leben zu verzichten und das weitergehende alltägliche Leben abzuwehren, manchmal auch bewusst oder unbewusst abzuwerten. So schließen sich viele Hinterbliebene vom Leben aus.

*Beachte!*

*Manche Hinterbliebenen wehren sich ganz bewusst, oft auch trotzig-rebellisch dagegen, sich von dem traumatischen Verlust aus dem Leben katapultieren lassen. Sie versuchen, ihr bisheriges Leben aktiv aufrechtzuerhalten und weitgehend normal weiterzuführen. Wir unterstützen diese kämpferische Haltung als Bewältigungsressource, achten aber auch darauf, dass damit nicht die nötige Trauma- und Realisierungsarbeit vermieden wird.*

- *Der Lebensverzicht als Liebesopfer:* Aus Sicht der Hinterbliebenen kann und darf der nahe Mensch nicht weiterleben, deshalb können auch sie selbst nicht einfach normal weiterleben. Dies ist bei dem Suizid des nahen Menschen besonders stark, hat er sich doch selbst das Leben und damit aus dem Leben genommen und scheint dies nun auch den Hinterbliebenen nahezulegen. Viele Hinterbliebene verzichten nach einem traumatischen Verlust also aus Loyalität zum Verstorbenen auf ihr eigenes Leben, sodass der Lebensverzicht aus Liebe heraus geschieht und von den Hinterbliebenen teils bewusst, teils unbewusst als Liebesdienst erbracht wird. Wir haben gesehen, dass bei einer aus der KTTS entstehenden Depression dieser Lebensverzicht als Liebesopfer häufig im Zentrum steht. Die Wiederaufnahme des Lebens aktiviert einen Loyalitätskonflikt, der gelöst werden muss.
- *Die Wut auf das Leben und der Neid auf das Leben der anderen:* Die Wut auf das Leben, auf das Schicksal oder Gott gehört zu jedem

Verlusttrauma. Häufig wird sie nicht zugelassen und richtet sich gegen das Leben selbst, sodass dieses blockiert wird. Sehr tabuisiert bei Hinterbliebenen ist der Neid auf die anderen Menschen, die ihr Leben ohne schmerzliches Trauma ganz normal weiterleben können. Ebenso gibt es auch einen noch stärker tabuisierten Neid, z. B. auf die gleichaltrigen Schulkameraden des verstorbenen Kindes, die ihre ganz normale Entwicklung leben dürfen.

Sowohl die Wut als auch die Neidgefühle greifen wir akzeptierend auf, lassen die Hinterbliebenen spüren, dass Neid und Wut nichts mehr an der Realität des traumatischen Verlustes ändern, und transformieren die dabei entstehende Ohnmacht in Schmerz und Trauer.

- *Das Leben in zwei Leben:* Hinterbliebene leben in den ersten anderthalb Jahren in zwei Welten, nämlich in der eigenen Trauma-, Schmerz- und Inneren-Beziehungswelt und in einer Welt des Alltags, in der sie funktionieren müssen. In aller Regel können Trauernde diese beiden Welten gut unterscheiden und zwischen ihnen hin- und herswitchen. Erst allmählich wachsen die beiden Leben wieder zusammen, und die Verlusttrauma-Welt rückt in den Hintergrund, während das alltägliche Leben wieder bewusst gelebt werden kann.

Schon in der Stabilisierungsarbeit arbeiten wir mit den hier beschriebenen Lebenserfahrungen der Hinterbliebenen und halten sie z. B. über Alltags- und Beziehungsrituale im Leben und damit am Überleben. Damit legen wir die Basis für ein weitergehendes, wieder glückendes Leben nach einem traumatischen Verlust.

> *Beachte!*
>
> *Die Arbeit am weitergehenden Leben setzt schon sehr früh mit der Stabilisierungsarbeit ein und wird im gesamten Prozess immer wieder aufgegriffen, sodass das Leben in kleinsten Schritten eingeübt wird. Dabei ist immer auch die Loyalität gegenüber dem Verstorbenen und seinem Trauma zu berücksichtigen. Gegen Ende eines beraterischen oder therapeutischen Prozesses wird dann die Arbeit am wieder glückenden Leben immer dominanter und zu einem eigenständigen Thema.*

Wir greifen jetzt noch einmal die fünf Einladungshorizonte (vgl. Kapitel 3.6) auf und schauen, wie diese sich in einer gelingenden Verlusttrauma-Transformation erfüllen und sich in einem wieder glückenden Leben nach einem Verlusttrauma realisieren können. So wird nun in diesem letzten Kapitel deutlich, wie eine gelingende Realisierung der fünf Einladungshorizonte aussieht. Ich erinnere noch einmal daran, dass für das Erreichen der Einladungshorizonte in aller Regel ein Zeitrahmen von fünf bis sieben Jahren (vgl. Kapitel 4.4) benötigt wird und je nach Ausgangsituation dafür eine zwei bis drei Jahre dauernde Beratung oder Psychotherapie hilfreich ist. Schließlich muss auch gesagt werden, dass die Hinterbliebenen nicht alle Einladungshorizonte gänzlich erreichen. Es bleibt nach einem traumatischen Verlust immer auch etwas bleibend Schmerzliches, etwas Untröstliches und Unerlöstes und etwas Unerreichbares.

## 11.2 Das bipersonale Verlusttrauma – Integration in die eigene Biografie

Wir haben gesehen, wie massiv und vielfältig das Verlusttrauma über die Traumareaktionen das Leben der Hinterbliebenen einschränkt. Deshalb ist die Bearbeitung der Traumatisierung und der Verlusterfahrungen nötig, damit einerseits keine KTTS und daraus wiederum keine Folgestörungen entstehen und die Hinterbliebenen sich andererseits wieder einem Leben zuwenden können, in dem es auch Glück geben darf.

Zunächst sichern die Stabilisierungsarbeit und die Herstellung einer inneren Beziehung zum Verstorbenen das Über- und Weiterleben (Kapitel 5). Dann löst die bipersonale Traumatherapie für den Ego-State des Verstorbenen (Kapitel 6) und für die Ego-States der Hinterbliebenen (Kapitel 7) den Schrecken des traumatischen Verlustes und die lähmende Massivität des Verlusttraumas, sodass die Hinterbliebenen sich wieder dem Leben öffnen können. Über die Realisierungsarbeit (Kapitel 7) und die klärende Beziehungsarbeit (Kapitel 8) werden die schmerzliche Realität des Verlusttraumas und der bleibenden Abwesenheit sowie die geklärte innere Beziehung allmählich als Teil des eigenen Lebens anerkannt.

In den letzten Sitzungen einer Verlusttrauma-Beratung oder Verlusttrauma-Psychotherapie klären wir nun verstärkt, wie der traumatisierende Verlust des nahen Menschen so in das Leben integriert werden kann, dass dies für das weitergehende Leben hilfreich ist:

- *Transformation der Verlusttrauma-Loyalität:* Die Traumareaktionen binden die Hinterbliebenen über das Mitgefühl und die Loyalität an das Trauma des Verstorbenen selbst, dem gegenüber sie sich verpflichtet fühlen. Es entstehen häufig unbewusste Aufträge aus dieser Loyalität zum Verlusttrauma. So soll z. B. über das eigene Leiden der traumatisierende Tod des nahen Menschen wachgehalten werden. Oft entstehen aus dem traumatisierenden Verlust konkrete Handlungsaufträge, so z. B. das Engagement der Eltern für sichere Umwälzanlagen bei Hotelswimmingpools, nachdem ihr fünfjähriger Sohn in einem Hotelswimmingpool mit fehlkonstruierter Umwälzanlage ertrunken war. Ebenso ist es vielen Hinterbliebenen nicht erlaubt, sich vom traumatisierenden Tod des nahen Menschen abzuwenden und sich ins Leben zu begeben; dies wird als Verrat am Trauma des Verstorbenen und an ihm selbst empfunden.

  Wir erläutern den Hinterbliebenen diese Zusammenhänge, würdigen sie als Ausdruck der bleibenden Liebe und laden dann zu deren Bearbeitung auf der inneren Klärungsbühne ein (vgl. nächster Abschnitt, Kapitel 11.3).
- *Abheilen des bipersonalen Verlusttraumas und bleibende Narben:* Mit der bisherigen Arbeit am Verlusttrauma ist ein Heilungsprozess in Gang gesetzt, der sich meist unwillkürlich und spontan weiterentwickelt. Traumareaktionen wie Albträume oder der Hyperarousal treten zurück und verlieren an Intensität. Sollten noch Traumareaktionen auftreten, können sie von den Hinterbliebenen bewusst gesteuert und aktiv begrenzt werden. Die Hinterbliebenen können zunehmend selbstverständlicher und leichter über den traumatischen Tod des nahen Menschen, beispielsweise auch über seinen Suizid sprechen. Es gibt allerdings immer auch sensible Stellen, die wie Narben vom Verlusttrauma zurückbleiben und über die die schmerzliche Erinnerung an den traumatischen Tod des nahen Menschen noch sehr lange Zeit ausgelöst werden kann.
- *Stehenlassen der Sinnlosigkeit des traumatischen Todes und der Entscheidung zum Suizid:* Über die bisherige Arbeit können nun die Hinterbliebenen die Warum- und Sinnfragen sowie die unerklärbare Zufälligkeit, Absurdität und Ungerechtigkeit des Todes des nahen Menschen stehen lassen. Auch bei einem

Suizid müssen die Hinterbliebenen die Suizidmotive nicht mehr erklären, sondern können sie und die letztlich unergründbare Entscheidung zum Suizid bei dem Suizidanten lassen. Die Motive, die Entscheidung und der Suizid gehören zur Person und zur Freiheit des Suizidanten oder gegebenenfalls zu dessen Erkrankung wie einer Depression oder Psychose. Die Liebe zum Verstorbenen kann dies nach langen Kämpfen respektieren und ihn mit diesem letztlich unverstehbaren Suizid annehmen. Der Suizid ist dann nicht mehr so sehr eine Selbstvernichtung, sondern der Vollzug einer unausweichlichen inneren Notwendigkeit, einer nicht zu verhindernden Dynamik und einer nicht verstehbaren Selbstbestimmung, die unergründlich im Suizidanten selbst liegen und nur ihm gehören.

- *Transformation der Traumatrigger zu Erinnerungsimpulsen:* Mit dem Abheilen des Verlusttraumas verlieren auch die bisherigen externalen Trigger wie der Unfallort und die internalen Trigger wie der Verlustschmerz ihre Fähigkeit, dissoziative Traumareaktionen auszulösen. Zwar rufen bestimmte Bilder oder andere Stimuli die Erinnerung an das Verlusttrauma zurück, aber diese führen nicht mehr zu einer Retraumatisierung. So kann z. B. die Unfallstelle aufgesucht oder über den Suizid des nahen Menschen gesprochen werden. Die früheren Traumatrigger können so zum Impuls werden, mitfühlend und liebevoll an denVerstorbenen und seine Traumatisierungzu denken.
- *Integration des Verlusttraumas als Teil der Biografie des Verstorbenen und der Hinterbliebenen:* Wenn die Hinterbliebenen nun zunehmend über den traumatisierenden Tod ihres nahen Menschen als vergangenes Ereignis erzählen können, verliert das Verlusttrauma seine gegenwärtige, die ganze Biografie überdeckende Präsenz. Der traumatische Tod des nahen Menschen bleibt zwar immer ein herausgehobenes Ereignis, aber er wirft nicht mehr seinen Schatten auf die gesamte Biografie des Verstorbenen und der Hinterbliebenen. Vielmehr können die anderen Teile der Biografie des Verstorbenen wieder deutlicher erinnert werden, ins Licht treten und ihre eigene Bedeutung zurückgewinnen. Der traumatisierende Tod des nahen Menschen wird nun in die Zeitleiste der Biografie der Hinterbliebenen eingeordnet und als begrenztes Ereignis der eigenen Biografie erlebt. Dabei rückt der traumatische Tod auf der Zeitleiste des eigenen Lebens

weiter zurück in die Vergangenheit. Auch das löst häufig noch einmal zu bearbeitende Verrats- und Schuldgefühle aus.

- *Bleibende Verletzlichkeit und Ängstlichkeit:* Ein Verlusttrauma hinterlässt nicht nur traumaspezifische Wunden, sondern verändert dauerhaft meist auch das gesamte Erleben eines Menschen. In aller Regel bleibt eine erhöhte emotionale Durchlässigkeit zurück, durch die die Hinterbliebenen verwundbarer und verletzlicher sind.

  Manche Hinterbliebenen, insbesondere Männer, erleben sich als reizbarer, oft auch eine Tendenz, schnell wütend zu werden. Zurück bleibt häufig auch eine Ängstlichkeit und die Sorge um die Angehörigen, weil die Erfahrung und das Wissen, dass nicht alles gut ausgeht, sehr tief eingeprägt sind und der traumatische Verlust eine immer noch sensitive Amygdala im limbischen System hinterlassen hat.
- *Stärkung durch das Verlusttrauma – Posttraumatisches Wachstum?* Viele Hinterbliebene gehen aus dem Durchleiden und -leben eines Verlusttraumas in ihrer Persönlichkeit gestärkt hervor. Dieses sogenannte posttraumatische Wachstum (Calhoun u. Tedeschi 2014) zeigt sich darin, dass die Hinterbliebenen offener, gelassener und mutiger werden, mit dem Wissen, dass sie das Schlimmste, das ihnen geschehen konnte, überlebt haben. Sie können ihre bisherigen Werte wie z. B. beruflichen oder finanziellen Erfolg relativieren und andere Werte wie Freundschaft für wichtig halten.

*Beachte!*

*Die Stärkung der Persönlichkeit durch ein Verlusttrauma darf nicht als Ziel angestrebt werden. Dies würde als Verrat am Verstorbenen empfunden. Vielmehr ist das posttraumatische Wachstum immer nur das spontane und unwillkürliche Ergebnis eines langen, schmerz- und leidvollen Prozesses, das sich auch nicht bewusst herbeiführen lässt.*

## 11.3 Die innere Beziehung zum Verstorbenen – Verbunden und gelassen ins weitergehende Leben integriert

Wenn nun die Hinterbliebenen zunehmend wieder ihr Leben aufnehmen, wenn sie ihre Aufmerksamkeit auf den Alltag und die eigene

Zukunft fokussieren, geraten der traumatisierende Tod, die Traumatisierung des Verstorbenen und dieser selbst immer mehr in den Hintergrund. Dies ruft in aller Regel noch einmal Schuldgefühle wach, die an der archaischen Überlebensschuld anknüpfen.

Diese unterschiedlichen Loyalitäten, die sich in Verrats- und Schuldgefühlen äußern, müssen wir aufgreifen und auf der inneren Klärungsbühne bearbeiten. Das methodische Vorgehen haben wir in Kapitel 8 genauer beschrieben.

> *Beachte!*
>
> *Die verschiedensten Loyalitätsthemen sind Beziehungsthemen und müssen in der Beziehung zum Verstorbenen geklärt und transformiert werden. Dabei darf die Loyalität nicht in Frage gestellt, sondern muss bewahrt und dabei transformiert werden.*

Nun lassen wir die Hinterbliebenen die verschiedenen Loyalitätsthemen in der inneren Begegnung gegenüber dem Ego-State des Verstorbenen vorbringen: »Ich denke nicht mehr so oft an deinen schlimmen Tod, und das macht mir Schuldgefühle«, »Ich habe den Eindruck, dass ich dich immer wieder vergesse. Das tut mir leid«, »Ich will wieder mehr an mich denken und habe die Sorge, dass ich dir dabei weh tue« oder »Ich will das Leben wieder mehr genießen, auch wenn ich weiß, dass du das nie mehr tun kannst.«

In aller Regel erhalten die Hinterbliebenen nicht nur die Erlaubnis, sondern die ausdrückliche Ermutigung, das eigene Leben wieder aufzunehmen. Häufig teilt der Ego-State des Verstorbenen mit, dass er sich für die Hinterbliebenen freut und mitfreut, wenn sie wieder ihr Leben aufnehmen, in dem es auch wieder Freude, Glück und Sinn geben darf.

In Ausnahmefällen lehnt der Ego-State des Verstorbenen auf der inneren Bühne ab, dass die Hinterbliebenen ihr Leben wieder leben. Dies ist immer ein Hinweis darauf, das in der Beziehung zum Verstorbenen noch etwas ungeklärt ist. Manchmal ist auch eine Auseinandersetzung nötig, in der die Hinterbliebenen dem Ego-State auf der inneren Klärungsbühne entschieden und eindeutig erklären, dass sie jetzt das Leben auch gegen den Widerstand des Verstorbenen aufnehmen werden. Eine Mutter, deren Sohn bei einem Autounfall starb, geht jeden Tag an sein Grab. Nach vier Jahren hat sie dafür immer weniger Zeit, manchmal vergisst sie den Grabbesuch. Sie tritt an das

Grab ihres Sohnes und sagt ihm dort klar und eindeutig, dass sie nun nicht mehr jeden Tag kommen wird, sondern sich wieder mehr um sich kümmern will.

Werden die verschiedensten Loyalitätsfragen geklärt und gibt es den »Segen« für ein wieder glückendes Leben der Hinterbliebenen, wird der Ego-State des Verstorbenen ein

- *naher Begleiter im weitergehenden Leben:* Der Ego-State des Verstorbenen geht im Herzen und Gedenken der Hinterbliebenen mit ins wieder glückende Leben hinein und nimmt so an deren weitergehendem Leben teil.
- *ferner Begleiter des weitergehenden Lebens:* Der Ego-State des Verstorbenen wird an einem fernen Ort wie dem Himmel oder dem Regenbogen gesehen, von dem aus er dann die Hinterbliebenen mitfreuend und ihnen freundlich zulächelnd in das Leben hinein und im weitergehenden Leben begleitet.

Der Verstorbene als naher oder ferner Begleiter im wieder glückenden Leben ist nun nicht mehr der traumatisierte Ego-State des Verstorbenen, sondern eine begleitende Ressourcengestalt für das weitergehende Leben der Hinterbliebenen.

Eine weitere Sorge der Hinterbliebenen beim Wiederaufnehmen des eigenen Lebens besteht darin, darüber die innere Beziehung zum Verstorbenen zu verlieren. Hier sollten wir nochmals klären, ob die innere Beziehung wirklich sicher und verlässlich erlebt wird. Dann erläutern wir, dass die Transformation der inneren Beziehung diese nicht auflöst oder beendet, sondern eine neue Qualität gewinnt. Wir unterstützen die Transformation der inneren Beziehung von einer traumatisierten, über das Trauma zugleich gebundenen, deshalb oft festhaltenden Beziehung zu einer

- *sicheren, aber freien inneren Beziehung:* Die innere Bindung ist nun nicht mehr über den traumatisierenden Tod und den Verlustschmerz gebunden, sondern kann zunehmend aus und in der Liebe gelebt werden, in deren Sicherheit eine gegenseitige Freiheit möglich wird. So können sich die Hinterbliebenen ihrem Leben zuwenden und dabei den Verstorbenen längere Zeit »vergessen«, ohne dass dadurch die innere Beziehung gefährdet würde. Aus der durch die Traumatisierung vermittelten Ge(!)-Bundenheit entwickelt sich so eine durch die Liebe vermittelte Ver(!)-Bundenheit.

- *besonderen, aber ausgesöhnten Beziehung:* Die innere Beziehung ist durch den traumatisierenden Tod, insbesondere durch einen Suizid, immer eine ganz anders gewordene, besondere Beziehung. Auch die Überlebensschuld, die Schuldgefühle und die Wut auf den Verstorbenen haben die Beziehung auf Dauer verändert. Wichtig aber ist, dass über die innere Beziehungsarbeit ein Entschuldigen und Verzeihen möglich ist. Es ist besonders bei einem Suizid des nahen Menschen schwierig, aber entscheidend, dass die Hinterbliebenen ihm den Suizid und das ihnen mit dem Suizid zugefügte Leid verzeihen können. Nur dieses Versöhnen ermöglicht eine freie innere Beziehung, in der die Liebe zwischen den beiden schwingen kann.
- *bewahrenden, aber gelassenen inneren Beziehung:* In der inneren Ver-Bundenheit wird der Verstorbene als nahes oder fernes Gegenüber bewahrt und zugleich freigelassen oder – wenn man so will – »losgelassen« an den jeweiligen sicheren haltenden und bewahrenden Ort für den Verstorbenen. In diesem Sinne ist es immer auch eine ge(!)-lassene Verbundenheit, in der das Freilassen möglich ist. Ein Vater, dessen Sohn bei einem Verkehrsunfall verstarb, erlebt die innere Beziehung zu seinem Sohn wie eine längere Wanderung, auf der man sich auch voneinander entfernen kann, weil beide sich sicher sind, dass sie sich an der nächsten Wegkreuzung wieder treffen.
- *wichtigen, aber Raum lassenden Beziehung:* Die innere Beziehung bleibt im weitergehenden Leben eine wichtige, aber nicht mehr alles dominierende Beziehung. Vielmehr lässt sie dann auch wieder Platz für andere Lebensthemen und neu dazukommende Beziehungen, wie es im obigen Fallbeispiel 15 möglich wird.

So wird diese sichere, nahe und bewahrende, aber jederzeit freie, weil versöhnte innere Beziehung zu einem selbstverständlichen Teil des weitergehenden Lebens. Im Rückblick auf die gelebte Zeit mit dem nahen Menschen kann sich nun Dankbarkeit für diesen Menschen und die Erfahrungen mit ihm einstellen.

## 11.4 Die bleibende Abwesenheit des Verstorbenen – Immer wieder trauriger Teil des weitergehenden Lebens

Der intensive, heiße und brennende Verlustschmerz und die verzweifelte Trauer, die anfangs immer wieder den Schock und die Dissoziation durchbrechen und mit zunehmender Realisierung zunächst heftiger werden, können sich über die hier im Buch beschriebenen Prozesse transformieren:

- *Transformation des Anfangsschmerzes und der Anfangstrauer zur bleibenden kleinen Traurigkeit und Wehmut:* In dem beschriebenen Prozess der Trauma-, Realisierungs- und Beziehungsarbeit verändern sich der Verlustschmerz und die Anfangstrauer so, dass sie nicht mehr so intensiv, so verzweifelt scharf, so abgrundtief heftig sind, sondern milder, weicher und tröstlicher werden. Dieser Transformationsprozess führt zu einer bleibenden kleinen Traurigkeit und zu einer wohl bis ans Lebensende andauernden Wehmut, auch weil die Abwesenheit des Verstorbenen bleibt. Hinterbliebene möchten diese kleine Traurigkeit und die Wehmut nicht missen, fordern diese doch als Erinnerungsimpulse immer wieder auf, in die innere Begegnung mit dem Verstorbenen zu gehen.
- *Abschied vom anfänglichen Verlustschmerz und der Anfangstrauer:* In einem zweiten, parallel stattfindenden Prozess treten im Erleben der Verlustschmerz und die Trauer allmählich zurück und tauchen im Alltag immer seltener auf, sodass Hinterbliebene erschreckt feststellen, dass sie ihre Trauer manchmal »vergessen«. Dann ist es an der Zeit, den intensiven Anfangsschmerz und die schwere Trauer bewusst zu verabschieden. Dies kann in einem kleinen Ritual oder in einer Imagination geschehen, bei denen die imaginierten symbolischen Gestalten des Verlustschmerzes und der Trauer nach dem Dank an sie gehen dürfen. Allerdings sollten die Hinterbliebenen dem Verlustschmerz und der Trauer – symbolisch gesprochen – einen Schlüssel mitgeben, damit diese Gefühle immer einen Zugang zu ihnen haben und auftauchen können, wenn sie es für wichtig erachten. In bestimmten Situationen wie am Todes- oder Geburtstag des Verstorbenen werden Verlustschmerz und Trauer wie wohlbekannte Gäste wiederkommen, allerdings nicht mehr so

heftig wie in der Anfangszeit. Dann sollten sie von den Hinterbliebenen freundlich begrüßt und befragt werden, welchen Impuls sie jetzt in Hinblick auf den Verstorbenen geben möchten.

- *Von der Realisierung zum Anerkennen des Verlusttraumas:* Verlustschmerz und Trauer zwingen die Hinterbliebenen dazu, über das Körpererleben den traumatischen Verlust zu spüren und zu realisieren, sodass sie allmählich formulieren können: »Ja, es ist geschehen, wie es geschehen ist.« Es ist für Hinterbliebene ein langer und schmerzlicher Prozess, diesen Satz so sagen zu können. Verlustschmerz und körperlich zugelassene Trauer transformieren das Nicht-wahrhaben-Können und Nicht-wahrhaben-Wollen in ein Geltenlassen und Anerkennen der Realität des traumatischen Verlustes. Wir sollten Hinterbliebene aber nicht dazu drängen, dem traumatischen Verlust und der bleibenden Abwesenheit zuzustimmen, etwa mit einem Satz wie: »Es ist richtig oder in Ordnung, dass es geschehen ist.« Diese Form der Akzeptanz wird in aller Regel einen Widerstand hervorrufen, den wir als Widerstand der Liebe verstehen können, die sich auch dauerhaft, wenigsten zu einem kleinen Teil dem traumatischen Tod des nahen Menschen verweigern will.

*Beachte!*

*Die häufig vorgebrachte Idee einer Akzeptanz im Sinne eines Einverstandenseins mit dem traumatischen Verlust ruft in aller Regel Widerstand bei Hinterbliebenen hervor. Es darf bei einem »kleinen« Widerstand der Liebe gegen den traumatischen Tod des nahen Menschen bleiben.*

- *Transformation des Verlustschmerzes und der Trauer in Liebe:* In der gesamten Arbeit mit Verlustschmerz und Trauer deuten und würdigen wir diese Gefühle als angemessenen Ausdruck der schmerzenden Liebe zum Verstorbenen. So kann sich aus dem Verlustschmerz und der Trauer zunehmend die Liebe herauskristallisieren, die nun nicht mehr schmerzt, sondern frei fließend die Verbindung zum Verstorbenen herstellt und hält. Deshalb leiten wir die Hinterbliebenen von Anfang an immer wieder an, im Verlustschmerz und in der Trauer die Liebe und Nähe zum Verstorbenen zu spüren. Damit werden Verlustschmerz und Trauer einerseits anerkannt, andererseits zugleich auch in Liebe transformiert.

- *Bleibende Sehnsucht und Hoffnung auf ein Wiedersehen:* Eine weitere Transformation von Verlustschmerz und Trauer besteht darin, dass sich aus ihnen eine bleibende, immer noch ein wenig schmerzende Sehnsucht entwickelt, in der die Hinterbliebenen die bleibende äußere Ferne des Verstorbenen zu überbrücken suchen und mit der sie den Verstorbenen suchen. Das zeigt sich auch in der für viele Hinterbliebene wichtigen Hoffnung auf ein Wiedersehen mit dem Verstorbenen in der Transzendenz oder einer anderen Welt.

Die kleine bleibende Traurigkeit und die immer wieder schmerzende Wehmut, die Sehnsucht nach dem Verstorbenen und die Dankbarkeit für ihn, die Hoffnung auf und der Wunsch nach einem Wiedersehen gehören nun zu dem weitergehenden Leben dazu und machen dieses zu einem anderen, aber nicht weniger erfüllten Leben.

## 11.5 Wiederaneignung des Lebens – Zurück in ein wieder glückendes und neu sinnerfülltes Leben

Die nun nicht mehr retraumatisierende Erinnerung an den traumatischen Tod des nahen Menschen, die bleibende kleine Traurigkeit, die Wehmut und die Sehnsucht gehören nun ebenso zum weitergehenden Leben wie die bleibende innere sichere, aber freie Beziehung. Nun können Hinterbliebene sich ganz auf das weitergehende Leben einlassen, das durch folgende Kriterien ein besonderes ist und bleibt:

- *Das Leben ist ein anderes – und wird doch wieder das eigene Leben:* Wir ermutigen die Hinterbliebenen, sich das alltägliche Leben Schritt für Schritt wieder anzueignen, sodass das Leben wieder ein eigenes, bewusst gestaltbares Leben wird, in dem es wieder Freude, Glück und Sinn geben darf. Damit löst sich die anfängliche Spaltung in eine Trauma-, Trauer- und innere Beziehungswelt einerseits und eine Alltagswelt des Funktionierens andererseits auf, und das Leben wird zu einem integrierten Leben, in dem Schmerz, Trauer und die Liebe zum Verstorbenen einerseits und eigene Freude und eigenes Glück andererseits zusammengehören und zusammen gelebt werden dürfen.

> ***Beachte!***
> *Es gibt eine längere Übergangszeit, in der Verlustschmerz und Trauer einerseits und anfängliches Erleben von Wohlbefinden, Freude und Glück andererseits nebeneinander stehen, sodass Hinterbliebene oft noch große Tiefen und schon kleine Höhen erleben.*

Zugleich müssen wir deutlich machen, dass dieses Leben ein anderes Leben ist als vor dem traumatischen Verlust, weil das Verlusttrauma als existenziell tiefgreifender Einschnitt alles Erleben verändert hat und die bleibende Abwesenheit des nahen Menschen die einfache Fortsetzung des bisherigen Lebens unmöglich macht.

- *Von der Sinnlosigkeit zu neuem Lebenssinn:* Für viele Hinterbliebene bleibt der Tod des nahen Menschen sinnlos und ungerecht, auch wenn sie selbst die anfängliche Sinnlosigkeit des Lebens überwinden und allmählich wieder ein Sinn für das weitergehende Leben entsteht. Der Sinn für ein weitergehendes Leben entwickelt sich aus der Aufgabe, den Verstorbenen in Erinnerung zu halten und sein Andenken zu wahren und zu pflegen. Auch andere Aufgaben und Pflichten können zurück ins Leben führen, das im Erleben wieder zunehmend sinnvoll erscheint. Zwar kann die innere Beziehung zum Verstorbenen eine reale Beziehung nicht ersetzen, aber zunehmend wird das Leben und das Pflegen der inneren Beziehung zu einer eigenen Aufgabe, die Sinn macht. Zudem erschließt sich der Sinn des weitergehenden Lebens immer weiter im Einlassen auf das Leben. Unsere Aufgabe als Beraterinnen und Therapeuten ist es, die Hinterbliebenen zur Achtsamkeit für kleinste Sinnerfahrungen anzuleiten.
- *Tiefe Freude und schweres Glück:* Im letzten Drittel des Weges durch ein Verlusttrauma zurück in das Leben steht das Wiedererleben von Freude und Glück zunehmend im Fokus. Das beginnt mit kleinen Erlebnissen von Wohlbefinden, von Genuss, von Lust und eben dann von Freude und Glück. Allerdings – darauf müssen wir die Hinterbliebenen vorbereiten – ist die Freude nicht mehr so himmelhochjauchzend und euphorisch wie vor dem traumatischen Verlust. Vielmehr ist sie erdgebunden und tief, manchmal zurückhaltend und oft feinsinnig. Ebenso ist das Glück nicht mehr ganz so leicht, sondern ein

schwereres, aber nichtsdestotrotz intensives Glück. Es ist nicht mehr das strahlende und hell glitzernde Gold, sondern es ist wie ein schweres Gold mit einem dunkler leuchtenden Glanz.

Und noch etwas ist anders geworden: Mitten in der Freude und dem Glück kann traurige Sehnsucht nach dem Verstorbenen und Wehmut über seine bleibende Abwesenheit aufsteigen. Nicht selten aber ereignet sich in der Freude und im Glück über das Spüren des Verstorbenen eine beglückende Begegnung mit ihm.

Damit sind wir in der Begleitung von Hinterbliebenen durch ein Verlusttrauma wieder im Leben angekommen. Der gelingende Weg in die fünf Einladungshorizonte hinein ist dabei oft verschlungen, von Widrigkeiten und Abstürzen begleitet, ganz sicher schmerzlich und oft sehr traurig. Dennoch sollten gerade wir als Berater und Therapeutinnen der Liebe der Hinterbliebenen zu ihrem Verstorbenen vertrauen. Sie ist letztendlich die Kraft, die durch das Verlusttrauma ins wieder gelingende Leben führt. Uns bleibt nur, die Hinterbliebenen in ihrer Liebe zum Verstorbenen zu begleiten, sie in ihrer Liebe zu stärken und sie dann wieder zu einem Leben mit Freude und Glück zu ermutigen.

# Literatur


Armstrong, C. (2011): Transforming traumatic grief: six steps to move from grief to peace after the sudden or violent death of a loved one. London (Artemecia Press).

Boelen, B. A. (2016): Improving the understanding and treatment of complex grief: an important issue for psychotraumatology. *European Journal of Psychotraumatology* 7 (1): 32609.

Botkin, A. L. u. R. C. Hogan (2009): Zwischen Trauer und Versöhnung: IADC: Therapeutische Kommunikation mit Verstorbenen – Heilung von Schuld und Trauma. Kirchzarten (VAK).

Brisch, K.-H. (2019): Bindungsstörungen: Von der Bindungstheorie zur Therapie. Stuttgart (Klett-Cotta), 16. Aufl.

Calhoun. L. G. a. R. G. Tedeschi (eds.) (2014): Handbook of posttraumatic growth: research and practice. New York (Routledge).

Carpenter, E. C. a. A. Redcay (2020): Working with grief and traumatic loss: theory, practice, personal reflection, and self-care. San Diego (Cognella).

Coenen, V. A., E. Thomas, T. E. Schlaepfer et al. (2011): Cross-species affective functions of the medial forebrain bundle. Implications for the treatment of affective pain and depression in humans. *Neuroscience & Biobehavioral Reviews* 35 (9): pp. 1971–1981.

Cozolino, L. (2007): Die Neurobiologie menschlicher Beziehungen. Kirchzarten (VAK).

Currier, J. M. a. J. M. Holland (2012): Examining the role of combat loss among Vietnam war veterans. *Journal of Traumatic Stress* 25 (1): pp. 102–105.

Dyregov, K., A. Dyregov a. P. Kristensen (2015): Traumatic bereavement and terror: The psychosocial impact on parents and siblings 1,5 years after the July 2011 terror killings in Norway. *Journal of Loss and Trauma* 20 (6): pp. 556–576.

Ebner, F. (2014): EMDR und komplizierte Trauer. In: A. Hofmann (Hrsg.): EMDR Praxishandbuch zur Behandlung traumatisierter Menschen. Stuttgart, New York (Thieme), 5., vollst. überarb. u. erw. Aufl.

Elbert, T. u. M. Schauer (2014): Wenn Gegenwart zur Illusion wird: Spuren belastender Lebenserfahrungen in Genom, Gehirn und Geist. In: O. Güntürkün u. J. Hacker (Hrsg.): Geist – Gehirn – Genom – Gesellschaft: Wie wurde ich zu der Person, die ich bin? Stuttgart (Wissenschaftliche Verlagsgesellschaft).

Faller, N. (2009): Atem und Bewegung. Theorie und 111 Übungen. Wien, New York (Springer), 2. Aufl.

Feldenkrais, M. (1996): Bewusstheit durch Bewegung: Der aufrechte Gang. Berlin (Suhrkamp), 14. Aufl.

Flatten, G. (2011): Posttraumatische Belastungsstörungen. In: G. Schiepeck (Hrsg.): Neurobiologie der Psychotherapie. Stuttgart (Schattauer), 2. Aufl.

Fogel, A. (2013): Selbstwahrnehmung und Embodiment in der Körperpsychotherapie. Vom Körpergefühl zur Kognition. Stuttgart (Schattauer).

Fonagy, P. u. G. Gergely (2015): Affektregulierung, Mentalisierung und die Entwicklung des Selbst. Stuttgart (Klett-Cotta), 5. Aufl.

Fritzsche, K. (2013): Praxis der Ego-State-Therapie. Heidelberg (Carl-Auer).

Gallese, V., W. Bertram u. G. Buccino (2011): Spiegelneurone, verkörperte Simulation, Intersubjektivität und Sprache. In: G. Schiepek (Hrsg.): Neurobiologie der Psychotherapie. Stuttgart (Schattauer), 2., vollst. neu bearb. u. erw. Aufl., S. 323–338.

Gerngroß, J. (2015): Notfallpsychologie und psychologisches Krisenmanagement: Hilfe und Beratung auf individueller und organisationeller Ebene. Stuttgart (Schattauer).

Geuter, U. (2018): Praxis Körperpsychotherapie: 10 Prinzipien der Arbeit im therapeutischen Prozess. Berlin (Springer Nature).

Hanswille, R. u. A. Kissenbeck (2010): Systemische Traumatherapie. Konzepte und Methoden für die Praxis. Heidelberg (Carl-Auer), 2. Aufl.

Hausmann, C. (2016): Interventionen der Notfallpsychologie: Ein Handbuch. Wien (Facultas).

Heller, B. u. A. Heller (2018): Spiritualität und Spiritual Care: Orientierungen und Impulse. Göttingen (Hogrefe), 2. Aufl.

Hofmann, E. (2012): Progressive Muskelentspannung: Ein Trainingsprogramm. Göttingen (Hogrefe), 3. korrig. Aufl.

Huber, M. (2003): Trauma und die Folgen. Trauma und Traumabehandlung, Teil 1. Paderborn (Junfermann), 4. Aufl.

Huber, M. (2006): Wege der Traumabehandlung. Trauma und Traumabehandlung, Teil 2. Paderborn (Junfermann), 3. Aufl.

Kachler, R. (2014): In meinen Träumen finde ich dich: Wie Träume in der Trauer helfen. Freiburg (Herder).

Kachler, R. (2017): Meine Trauer wird dich finden: Ein neuer Ansatz in der Trauerarbeit. Freiburg (Herder).

Kachler, R. (2018): Nachholende Trauerarbeit: Hypnosystemische Beratung und Psychotherapie bei frühen Verlusten. Heidelberg (Carl-Auer).

Kachler, R. (2019): Hypnosystemische Trauerbegleitung: Ein Leitfaden für die Praxis. Heidelberg (Carl-Auer), 5. Aufl.

Kachler, R. (2020): Die Therapie des Inneren Kindes. Konzepte und Methoden für Beratung und Psychotherapie. Stuttgart (Klett-Cotta).

Kahn, G. (2010): Das Innere-Kinder-Retten: Sanfte Traumaverarbeitung bei Komplextraumatisierung. Gießen (Psychosozial).

Killikelly, C. a. A. Maercker (2017): Prolonged grief disorder for ICD-11: the primacy of clinical utility and international applicability. *European Journal of Psychotraumatology* 8 (Suppl. 6): 1476441.

Köster, R. u. M. Schmucker (2016): IRRT zur Behandlung anhaltender Trauer: Imagery Rescripting & Reprocessing Therapy in der Praxis. Stuttgart (Klett-Cotta).

Levine, A. L. (2016): Trauma und Gedächtnis: Die Spuren unserer Erinnerung in Körper und Gehirn – Wie wir traumatische Erfahrungen verstehen und verarbeiten. München (Kösel), 2. Aufl.

Linden, M. (2017): Verbitterung und Posttraumatische Verbitterungsstörung (Fortschritte der Psychotherapie/Manuale für die Praxis). Göttingen (Hogrefe).

Maercker, A. (Hrsg.) (2013): Posttraumatische Belastungsstörungen. Berlin, Heidelberg (Springer), 4. Aufl.

Meiss, O. (2018): Hypnosystemische Therapie bei Depression und Burnout. Heidelberg (Carl-Auer).

Müller-Lange, J., U. Rieske u. J. Unruh (Hrsg.) (2013): Handbuch Notfallseelsorge. Edewecht (Stumpf & Kossendey), 3., vollst. überarb. Aufl.

Nickerson, A., B. J. Liddel, F. Maccallum et al. (2014): Posttraumatic stress disorder and prolonged grief in refugees exposed to trauma and loss. *BMC Psychiatry* 14 (106). https://doi.org/10.1186/1471-244X-14-106

O'Connor, M.-F. (2019): Grief: A brief history of research on how body, mind, and brain adapt. *Psychosom Med* 81 (8): pp. 731–738.

Panksepp, J. (2004): Affective Neuroscience: The Foundations of Human and Animal Emotions. Oxford New York (Oxford University Press).

Paul, C. (2010): Schuld – Macht – Sinn: Arbeitsbuch für die Begleitung von Schuldfragen im Trauerprozess. Gütersloh (Gütersloher Verlagshaus), 5. Aufl.

Paul, C. (2012): Warum hast du uns das angetan? Ein Begleitbuch für Trauernde, wenn sich jemand das Leben genommen hat. Gütersloh (Gütersloher Verlagshaus).

Pearlman, L. A., C. B. Wortman, A. C. Feuer et al. (2014): Treating traumatic bereavement: A practitioner's guide. New York, London (Guilford).

Peichl, J. (2012): Die inneren Trauma-Landschaften: Borderline – Ego-State – Täter-Introjekt. Stuttgart (Schattauer), 2. Aufl.

Reddemann, L. (2017): Psychodynamisch Imaginative Traumatherapie: PITT – Das Manual. Ein resilienzorientierter Ansatz in der Psychotraumatologie. Stuttgart (Klett-Cotta), 9. Aufl.

Sack, M. (2010): Schonende Traumatherapie. Ressourcenorientierte Behandlung von Traumafolgestörungen. Stuttgart (Schattauer).

Scaer, R. (2014): The body bears the burden. Trauma, dissociation, and disease. New York (Routledge), 3rd ed.

Schauer, M. a. T. Elbert (2010): Dissociation following traumatic stress. *Zeitschrift für Psychologie/Journal of Psychology* 218 (2): pp. 109–127.

Schiepek, G. (Hrsg.) (2011): Neurobiologie der Psychotherapie. Stuttgart (Schattauer), 2. vollst. neu bearb. u. erw. Aufl.

Schleip, R., T. W. Findley, L. Chaitow et al. (Hrsg.) (2014): Lehrbuch Faszien: Grundlagen, Forschung, Behandlung. München (Elsevier).

Schmidt, G. (2019): Liebesaffären zwischen Problem und Lösung: Hypnosystemisches Arbeiten in schwierigen Kontexten. Heidelberg (Carl-Auer), 8. Aufl.

Schmidt, J. B. (2015): Der Körper kennt den Weg. Trauma-Heilung und persönliche Transformation. München (Kösel), 5. Aufl.

Schwenk, R. u. C. Pechtl (Hrsg.) (2019): Körper im Dialog: Theorie und Anwendungsfelder der Bioenergetischen Analyse. Freiburg (Psychosozial).

Schmucker, M. u. R. Köster (2019): Praxishandbuch IRRT: Imagery Rescripting & Reprocessing Therapy bei Traumafolgestörungen, Angst, Depression und Trauer. Stuttgart (Klett-Cotta), 4. Aufl.

Seemann, H. (2018): Schmerzen – Notrufe aus dem Körper: Hypnosystemische Schmerztherapie. Heidelberg (Carl-Auer).

Thompson, S., G. R. Cox a. R. G. Stevenson (2017): Handbook of traumatic loss: A guide to theory and practice. London (Taylor & Francis).

Utsch, M., R. M. Bonelli u. S. Pfeifer (2013): Psychotherapie und Spiritualität: Mit existenziellen Konflikten und Transzendenzfragen professionell umgehen. Berlin, Heidelberg (Springer).

van der Kolk, B. (2019): Verkörperter Schrecken: Traumaspuren in Gehirn, Geist und Körper und wie man sie heilen kann. Lichtenau (Probst), 6. Aufl.

Wagner, B. u. L. Hofmann (2020): Psychische Folgen und psychotherapeutische Unterstützung nach dem Suizid eines Angehörigen. *Psychotherapeutenjournal* 19 (1): S. 26–33.

Williams, J. L., A. A. Rheingold, J. L. McNallan et al. (2018): Survivors' Perspectives on a modular approach to traumatic grief treatment. *Death Stud* 42 (3): pp. 155–163.

Zanotta, S. (2018): Wieder ganz werden: Traumaheilung mit Ego-State-Therapie und Körperwissen. Heidelberg (Carl-Auer).

## Über den Autor

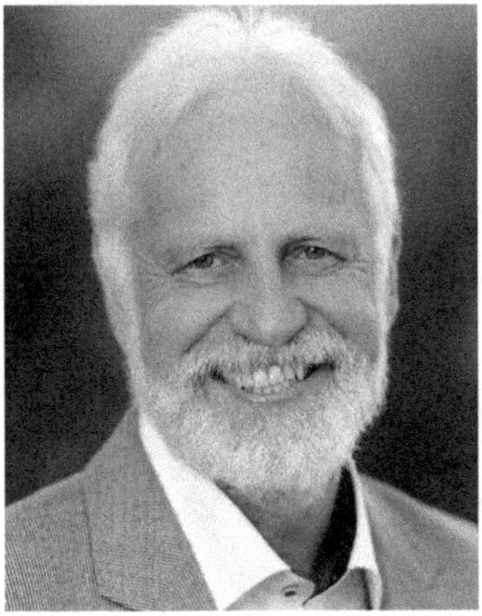

© michaelfuchs-fotografie.de

*Roland Kachler,* Dipl.-Psych. und Psychologischer Psychotherapeut, Klinischer Transaktionsanalytiker, Supervisor (EZI), Systemischer Paar- und Sexualtherapeut; Fortbildungen u. a. in Hypnotherapie, Ego-State-Therapie, EMDR, Traumatherapie (PITT); leitete von 1990 bis 2013 eine Psychologische Beratungsstelle in Esslingen; bis 2019 Mitarbeit bei der Landesstelle der Psychologischen Beratungsstellen Stuttgart; eigene psychotherapeutische Praxis.

Schwerpunkte: Psychotherapie, Paar- und Sexualtherapie, Trauerbegleitung und Trauertherapie; Vorträge und Workshops zu verschiedensten psychologischen Themen, insbesondere Trauer, Partnerschaft, Familie und Erziehung.